Margarete Dreßler

Die Heilkraft der Beeren

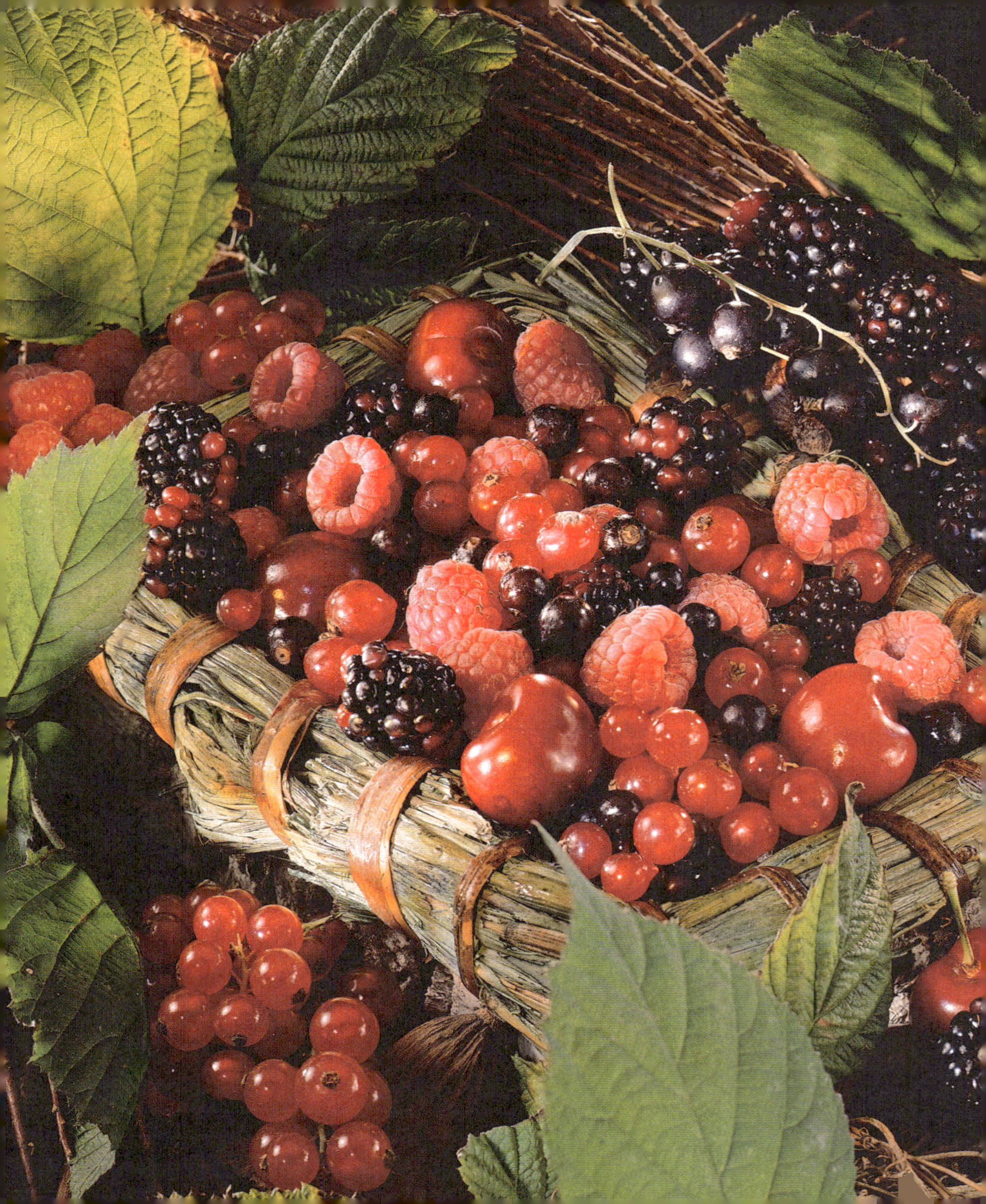

Margarete Dreßler

Die Heilkraft der Beeren

- Entzündungshemmend
- Gefäßstärkend
- Krebsvorbeugend

HERBiG | Hausapotheke

Die Ratschläge in diesem Buch sind von Autorin und Verlag sorgfältig geprüft, dennoch kann keine Garantie übernommen werden. Jegliche Haftung der Autorin bzw. des Verlages und seiner Beauftragten für Gesundheitsschäden sowie Personen-, Sach- und Vermögensschäden ist ausgeschlossen.

MIX
Papier aus verantwortungsvollen Quellen
FSC® C084279
FSC
www.fsc.org

Besuchen Sie uns im Internet unter:
www.herbig-verlag.de

Umschlaggestaltung: Wolfgang Heinzel
Coverphoto: shutterstock und getty images
Lektorat und Bildredaktion: Gabriele Berding
Satz: Birgit Veits
Gesetzt aus der 9,5/13,5 Utopia
Druck und Binden: Finidr, s. r. o., Cesky Tesin
Printed in EU
ISBN: 978-3-7766-2675-9

Inhalt

Vorwort

Vor ungefähr 10000 Jahren wurden die Menschen allmählich sesshaft, entwickelten Landwirtschaft und Ackerbau. Die Jahre zuvor, also gut 990000 Jahre, lebten sie als Jäger und Sammler. Es gab nur das, was die Natur hergab: Fleisch also und Fisch und an pflanzlicher Nahrung Wurzeln, Blätter, Pilze und wilde Früchte – vor allem Beeren. Beeren waren in der Geschichte der Menschheit ein ursprünglicher und ganz wesentlicher Bestandteil der Ernährung.
Heute spielen Beeren in der menschlichen Ernährung eine vor allem lustbetonte Rolle. Eis mit heißen Himbeeren, Blaubeerkuchen, Preiselbeerkompott zum Kaiserschmarrn – das sind Geschmackserlebnisse, die jeder kennt. Und wer erinnert sich nicht daran, im Sommer reife Beeren frisch vom Strauch gepflückt und mit Genuss verspeist zu haben? Beeren haben aber nicht nur einen einzigartigen, für jede Art ganz typischen, köstlichen Geschmack, sie bewahren auch unsere Gesundheit und sind echte Heilmittel.
In der Heilkunde haben Beeren eine jahrtausendealte Tradition. Bereits in der Antike wurden Beeren zur Heilung und Linderung unterschiedlicher Krankheiten eingesetzt. Dabei spielen nicht nur die Beeren selbst, sondern teilweise auch die Blätter und andere Teile der Pflanzen eine Rolle.
Die jüngste Forschung hat das empirische Wissen unserer Vorfahren weitgehend bestätigt. Darüber hinaus hat sie aber weitere medizinische Anwendungsmöglichkeiten erschlossen und ganz erstaunliche positive

Wirkungen der Beeren nachgewiesen. Und es handelt sich hierbei um in unserer Zivilisation besonders häufig vorkommende, schwere, oft tödlich verlaufende Krankheiten wie Diabetes, Herz-Kreislauf-Erkrankungen und Arteriosklerose, degenerative Erkrankungen des Gehirns, entzündliche Prozesse, Krebs. Die positive Wirkung ist vor allem eine schützende und vorbeugende, aber in vielen Fällen können Beeren auch Krankheitsbilder lindern und sogar heilen.
Echte Gewissheit über die Wirkung bestimmter Stoffe – hier den Inhaltsstoffen der Beeren – auf die menschliche Gesundheit können nur über viele Jahre gesammeltes empirisches Wissen und vor allem die wissenschaftliche Forschung geben. Innerhalb der Forschung sind vor allem klinische Studien mit menschlichen Testpersonen maßgeblich. Aber auch Studien im Labor können wichtige Informationen geben. In diesem Buch werden die wichtigsten Ergebnisse der modernen Forschung über die Wirkungen von Beeren aufgeführt.
Wir sind heute nicht mehr wie unsere Vorfahren auf das angewiesen, was die Natur uns bietet, wir stellen unsere Nahrungsmittel weitgehend selbst her. Viele von Menschen hergestellte Nahrungsmittel entstehen häufig auf industrieller Basis und ihr gesundheitlicher Wert ist fraglich. Beeren aber sind rein natürliche Lebensmittel. Es gibt sie in ihrer Wildform nach wie vor, so wie es sie vor Hunderttausenden von Jahren gegeben hat. Auch als Kulturfrüchte haben sie ihre positiven Eigenschaften in sehr hohem Maße erhalten.
In dieser Hausapotheke können Sie lesen, welche gesundheitsfördernden und heilenden Inhaltsstoffe Beeren – besonders die mit den intensiven Farben – enthalten. Sie erfahren, welchen schweren, oft lebens-

bedrohenden Krankheiten Beeren vorbeugen können und wie sie Heilungsprozesse positiv beeinflussen. Außerdem enthält das Buch viele praktische Hinweise für Anwendungen mit Beeren und ihren Blättern und mit Beerenprodukten bei verschiedenen Erkrankungen.
Wenn es um Beeren geht, gehören Genuss und Gesundheit zusammen. Eine Vielzahl bewährter und neuer Rezepte mit Beeren – von ganz einfach bis raffiniert – laden Sie zum Nachkochen ein. Genießen sie wohlschmeckende Beeren und schützen Sie so Ihre Gesundheit!

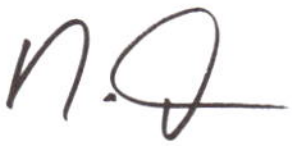

Beeren-Steckbrief

Warum gerade Blaubeeren, Himbeeren, Brombeeren, Preiselbeeren, Cranberries, Goji-Beeren? – Auswahlkriterien

Es gibt eine große Anzahl von Beeren, die gut schmecken und gesund sind. Warum in diesem Buch ausgerechnet von diesen sechs Beerenarten die Rede ist, hat folgende Gründe:

- Die ausgewählten Beeren gelten als altbewährte Heilmittel. Sie sind aber auch bevorzugter Gegenstand der modernen Forschung in Medizin, Chemie und Ernährungswissenschaften. Die sechs Beerenarten enthalten außer Mineralstoffen, Fruchtzuckern, Vitaminen und Säuren besonders viele sekundäre Pflanzenstoffe. Diese sekundären Pflanzenstoffe spielen für die Gesundheit eine entscheidende Rolle. Unter ihnen sind vor allem die Pflanzenfarbstoffe, die in den kräftig rot, purpurn bis violett, tiefblau und schwarz gefärbten Beeren besonders reichlich vorhanden sind, sowie die Tannine – Gerbsäuren – von ganz besonderer Bedeutung.
- In der kurzen Zeit der Reife, die Beeren in unseren Breiten haben, ist es möglich, wilde Beeren zu suchen und zu pflücken. In den allermeisten Fällen aber kaufen wir die Beeren, die wir essen wollen, und das sind zu 90 Prozent Kulturbeeren. Die Art des Anbaus und der Ernte beeinflusst den gesundheitlichen Wert der Beeren in hohem Maß. Welche und wie viele gesunde Inhaltsstoffe eine Beere enthält,

hängt stark von den Bedingungen ab, unter denen sie wächst und reift. Unreif gepflückte Beeren enthalten nur einen Bruchteil der gesunden Inhaltsstoffe wie am Busch reif gewordene. Pestizide und Insektizide, die beim Anbau empfindlicher Pflanzen oft reichlich eingesetzt werden, können die Gesundheit des Verbrauchers gefährden. Die hier ausgewählten Beerensorten sind alle robust und anspruchslos, was Bodenbeschaffenheit, Klima, Nährstoffe und Krankheiten angeht.

Als Wildpflanzen überleben sie auch extreme Temperaturen und klimatische Schwankungen, aber auch die Kultursorten haben viele dieser Tugenden von ihren wilden Vorfahren mitbekommen. Die hier erwähnten Pflanzen gedeihen am besten auf »armen« Böden. Auch als Kulturpflanzen brauchen die Sträucher wenig oder gar keinen Dünger, kaum oder gar keine Pestizide und Insektizide und sind deshalb für den biologischen Anbau hervorragend geeignet. Die hier aufgeführten Beeren: Blaubeeren, Cranberries, Preiselbeeren, Himbeeren, Brombeeren und Goji-Beeren reifen nach der Ernte nicht nach und werden deshalb alle ausschließlich reif geerntet. So enthalten sie, wenn sie auf den Markt kommen, alle für die Gesundheit wichtigen Inhaltsstoffe.

- Nicht nur die Früchte, auch die Blätter der meisten Pflanzen können Heilsubstanzen enthalten und z. B. in Form von Tees und Aufgüssen zahlreiche Beschwerden und Erkrankungen heilen und lindern.
- Alle sechs Beerenarten kommen in unseren Breiten vor und können bei geeigneten Bodenverhältnissen und Standorten auch im eigenen Garten angebaut werden.

Beeren als Wildpflanzen. Hier Preiselbeeren

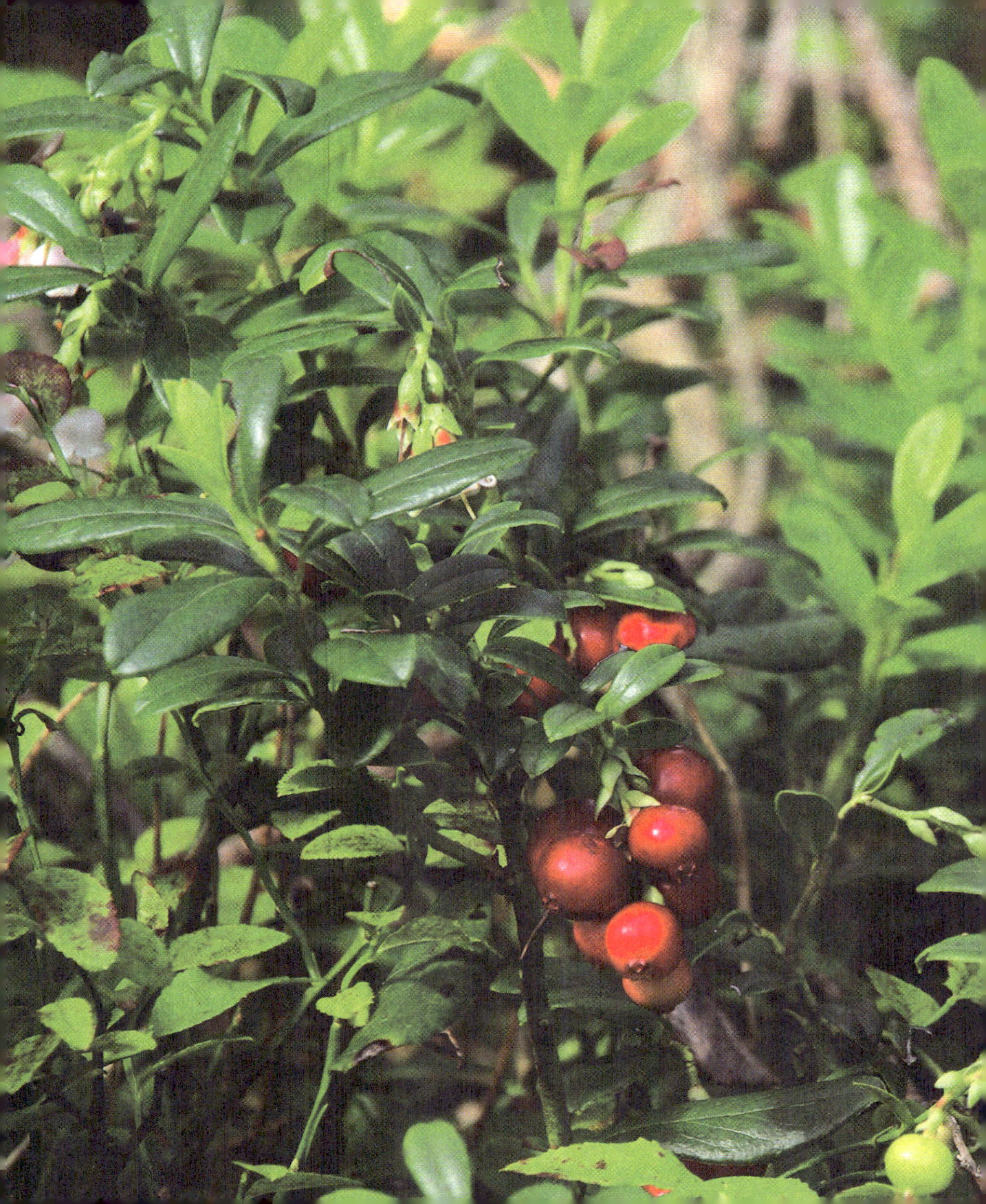

Herkunft, Vorkommen, Charakteristika

Die Blaubeere (europäische Wildblaubeere: *Vaccinium myrtillus*)
Blaubeeren gehören – wie auch Cranberries und Preiselbeeren – zu den Vacciniumgewächsen. Diese wiederum gehören zur Familie der Ericaceae, der Heidekrautgewächse, und sind weltweit in ungefähr 450 Arten vertreten. Wild wachsend finden sich Vaccinium-Arten nahezu in der gesamten kalten und kaltgemäßigten nördlichen Hemisphäre. Der Name Vaccinium leitet sich wahrscheinlich vom lateinischen bacca, Beere ab.
Die europäische Wildblaubeere ist fast über den gesamten europäischen Kontinent verbreitet, sie gedeiht in Tiefebenen wie der Lüneburger Heide ebenso wie im Hochgebirge.
In Nordamerika wachsen Blaubeergewächse von Kanada bis zu den südlichen Rocky Mountains. Dort gibt es drei vorherrschende Arten: Lowbush Blueberry – auch Wild Blueberry genannt –, Highbush Blueberry – die Mutter der Kulturblaubeere – und haupsächlich im Süden des Kontinents die Blaubeerart Rabbiteye, das hitzeresistente Kaninchenauge.
Sowohl die amerikanische Wild Blueberry als auch die europäische Wildblaubeere wachsen bevorzugt als Unterwuchs in nicht allzu schattigen, lichten Wäldern, auf Lichtungen und auf Hochmooren. Im Süden reicht das Verbreitungsgebiet bis in die alpine Zone. Alle Blaubeeren lieben saure Böden, die sandig oder torfig sein können, und meiden kalkreiche Böden.
Die europäische Wildblaubeere ist ein holziger, stark verzweigter, buschiger Strauch. Sie wird in der Regel 20–30 cm hoch und nicht höher

als höchstens 50 cm. Kulturblaubeeren, die von der amerikanischen Highbush Blueberry abstammen, werden dagegen bis zu 3 m hoch. In vielen Wäldern Mittel- und Nordeuropas bedecken wilde Blaubeerpflanzen den Boden wie ein dichter Teppich. Im Herbst verfärben sich die Blätter der kleinen Büsche rötlich bis leuchtend rot und werden im Spätherbst abgeworfen. Anfang April brechen aus wechselständigen Knospen anfangs noch ganz hellgrüne Blätter. Die Form der Blätter ist rundlich bis eiförmig, der Blätterrand fein gesägt, der Blattstiel kurz. Die Zweige sind grün und scharf dreikantig. Ende April bis Anfang Mai entwickeln sich grünweiße oder rosafarbene, kugelige Blütenkronen.
Die Blüten werden von Insekten, vor allem Bienen und Hummeln, bestäubt. Hummeln sind zur Bestäubung besonders geeignet, da ihr langer Rüssel tief in den Blütenkelch eindringen kann, wo der Pollen verborgen ist. Im Juli werden die Beeren reif. Sie sind kugelig, blauschwarz, aber oft »bereift«. Durch den weißen Reif erscheinen die Beeren tief dunkelblau. Jede Beere ist durch einen Kelchrand (Kalyx) gekrönt. Das Fruchtfleisch ist violett-rot und färbt sehr stark. Das Fruchtfleisch der in Nordamerika heimischen Arten sowie das der Kulturblaubeeren (*Vaccinium corymbosum*), die von den nordamerikanischen Arten abstammen, ist dagegen weiß bis grünlich-weiß und färbt kaum.
Wilde Blaubeeren sind wie andere Beeren auch sowohl bei der Bestäubung ihrer Blüten als auch bei der Vermehrung auf die Hilfe von Tieren angewiesen. Hauptsächlich Vögel tragen zur Verbreitung der wilden Blaubeere bei. Sie verzehren die Früchte und scheiden die Samen dann an anderen Orten wieder aus. Die Anfangsvermehrung der Blaubeere erfolgt auf diese Weise durch Samen, danach aber auch durch eine Art Ableger-

system. Die Wurzeln wilder Blaubeeren bilden unterirdische Stämme, sogenannte Rhyzome. Diese Rhyzome wachsen nahe der Bodenoberfläche. Aus ihnen entstehen neue Stämme, die die Bodenoberfläche durchdringen, und Wurzeln, die unter die Erde wachsen. Blaubeersträucher gelten dieses unterirdischen Wurzelgeflechts wegen als nahezu »unsterblich«. Die Nährstoffansprüche der Blaubeere sind äußerst bescheiden. Blaubeeren brauchen sauren, feuchten, humusreichen und wasser- und luftdurchlässigen Boden. Das sind arme Böden, wie sie in der Heide, in Moorgebieten und Wäldern vorkommen. Blaubeeren sind sehr kalkscheu und vertragen keine Staunässe. Besonders gut gedeihen sie auf kalkarmen, sauren Böden mit einer torfartigen Rohhumusauflage. Der Säuregehalt des Bodens wird mit dem pH-Wert gemessen. Blaubeeren bevorzugen einen pH-Wert zwischen 4.0 und 5.2. Auch die tiefreichenden Torfböden der Hochmoore und sandige Heidelandschaften sind ein idealer Boden für sie. Je nach Bodenbeschaffenheit können sich Blaubeeren bis in 2800 m Höhe ansiedeln. In hohen Gebirgslagen sind sie neben der Bergkiefer und robusten Sträuchern nicht selten die vorherrschende Pflanzenart.

Die Cranberry (*Vaccinium macrocarpon*)

Cranberries sind in Nordamerika heimisch und von dort aus zu uns gekommen. Cranberries gehören zur gleichen Familie wie Blau- und Preiselbeeren und ähneln unserer relativ seltenen Moosbeere (*Vaccinium oxycoccus*). Sie wachsen in Nordamerika auch wild, werden aber in großem Stil in Kulturen angebaut. Es gibt sie frisch nur gelegentlich bei uns, getrocknete Cranberries dagegen das ganze Jahr über.

Die amerikanische Cranberry ist ein niedrig wachsender, verholzter, breitblättriger Strauch. Anders als die meisten Blaubeerarten, besonders die europäische Wildblaubeere, sind Cranberries immergrüne Pflanzen. Genau wie Blaubeeren brauchen Cranberries saure Böden, am besten gedeihen sie bei einem pH-Wert von 4,2 bis 5,5. Ebenso wie Blaubeeren sind Cranberries kalkscheu und empfindlich gegen Überdüngung.
Die Wurzeln der Cranberries sind sehr fein, faserig und haben keine Haarwurzeln. Aus dem Wurzelstock der Cranberries wachsen vertikale Schößlinge. Die Blätter sind 5–8 mm lang, 2–3 mm breit, oval geformt und normalerweise flach. Cranberries entwickeln Blütenknospen, aus denen bis zu sieben Blüten werden können. Im Mai, Juni beginnt normalerweise die Blüte. Das Aussehen der Blüten erinnerte die frühen Siedler an Kopf und Schnabel einer nordamerikanischen Kranichart, deshalb der ursprüngliche Name: »Craneberry« (= Kranichbeere). Die Blüten werden von Bienen, vor allem aber von Hummeln bestäubt, denn ihr langer Rüssel kann besonders tief in den Blütenkelch eindringen. Der Nektar der Cranberryblüten ist angenehm süß.
Nach der Bestäubung verschmelzen der Eierstock und der Kelch und bilden eine echte Beere mit glänzender, wächserner Oberfläche. Im Inneren befinden sich vier Kammern, die kleine Samen enthalten, in manchen Fällen wenige, in anderen bis zu 50. Die Wände der Kammern sind unterschiedlich dick, aber die Luft, die in den Kammern eingeschlossen ist, ermöglicht es den Beeren, im Wasser zu schwimmen. Dies ist für den kommerziellen Anbau besonders wichtig, da hier die Felder zur Ernte meist geflutet werden. Die Früchte schwimmen obenauf und können leicht abgeschöpft werde. Je reifer die Beeren sind, desto intensiver ist

ihre Farbe. Von einem blassen Rosa variiert die Farbe je nach Reifegrad zu tiefrot und sogar purpurn. Die Beeren schmecken herb, besonders wenn sie gerade erst reif geworden sind. Kenner warten mit der Ernte oft bis November, dann werden die Beeren weich und süß.

Die Preiselbeere (*Vaccinium vitis-ideae*)

Preiselbeeren sind vor allem in den kälteren Regionen der nördlichen Hemisphäre beheimatet. Sie kommen sowohl in Nordamerika, Kanada und Neufundland vor als auch im nördlichen Europa, in Skandinavien und Deutschland.

Die Preiselbeere ist ein niedrig wachsender, holziger, immergrüner Strauch. Die Blätter sind leuchtend grün, oval, wechselständig und haben eine ledrige Beschaffenheit. Die Blüten haben vier Blütenblätter, sind weiß bis sehr blass rosa und sind in Büscheln oder Trauben angeordnet. Die Blüten sind glockenförmig und ungefähr 5 mm lang. Es kann zwei Blütenperioden geben, die erste, wenn die Temperaturen ungefähr –4° C erreichen zwischen April und Juni, die zweite von Ende Juli bis September. Die Beeren reifen im Juli und August und dann noch einmal im September bis November, wenn es zwei Blütenperioden gegeben hat. Die reifen Beeren der wilden Preiselbeere sind tiefrot und glänzend. Sie sind zwischen 5 und 12 mm groß im Durchmesser. Sie schmecken ähnlich wie Cranberries, aber weniger herb. Preiselbeeren sind dank ihres natürlichen Gehalts an Benzoe-Säure besonders lange haltbar. Die Beeren können im Kühlschrank bis zu acht Wochen aufbewahrt werden. Am Strauch halten die Beeren bis zum nächsten Jahr, aber meistens werden sie vorher von Vögeln und anderen Tieren gegessen.

Wie Blaubeeren und Cranberries brauchen auch Preiselbeeren saure Böden mit einem pH-Wert von 4,5 bis 5, die nährstoffarm sein müssen. Arme, sandige Böden mit einem organischen Anteil von 2 Prozent sind ideal. Preiselbeeren wachsen in der Antarktis und sogar in der Arktis und sind unglaublich hart im Nehmen. Sie vertragen große Kälte im Winter, große Hitze im Sommer und starker Wind macht ihnen auch nichts aus.

Die Himbeere (*Rubus ideaeus*)

Himbeeren gehören wie die Brombeeren zu den Rubusgewächsen und wiederum zu den rosenähnlichen Gewächsen, den Rosaceae. Der botanische Name der Himbeere ist rubus idaeus. Bereits seit dem Mittelalter gibt es Kulturpflanzen, vor allem Klöster haben zur Kultivierung beigetragen. Himbeeren sind in der gesamten nördlichen Hemisphäre verbreitet. Sie wachsen auf Waldlichtungen, in Hecken, Halden, an Waldrändern und Berghängen. Der Strauch ist winterhart und ausdauernd. Der Wurzelstock ist stark verzweigt und treibt Ausläufer. Die Schösslinge, die ihm entspringen, sind bereift und meistens mit schwachen Stacheln besetzt. Sie tragen drei- bis fünfzählige Fiederblätter, deren Rückseite weißfilzig behaart ist. Im ersten Jahr sind die Schösslinge krautartig, verholzen dann und setzen schon im zweiten Jahr Blüten und Früchte an. Die Blütezeit beginnt im Mai und dauert bis kurz vor der Reife der ersten Früchte. Die Doldentrauben weisen nur einige weißliche Blüten auf. Bienen und Hummeln spielen bei der Befruchtung eine wichtige Rolle. Die Beeren sind keine echten Beeren, sondern Sammelfrüchte, die aus vielen kleinen, einsamigen Beeren bestehen. Sie sind halbkugelig bis kegelför-

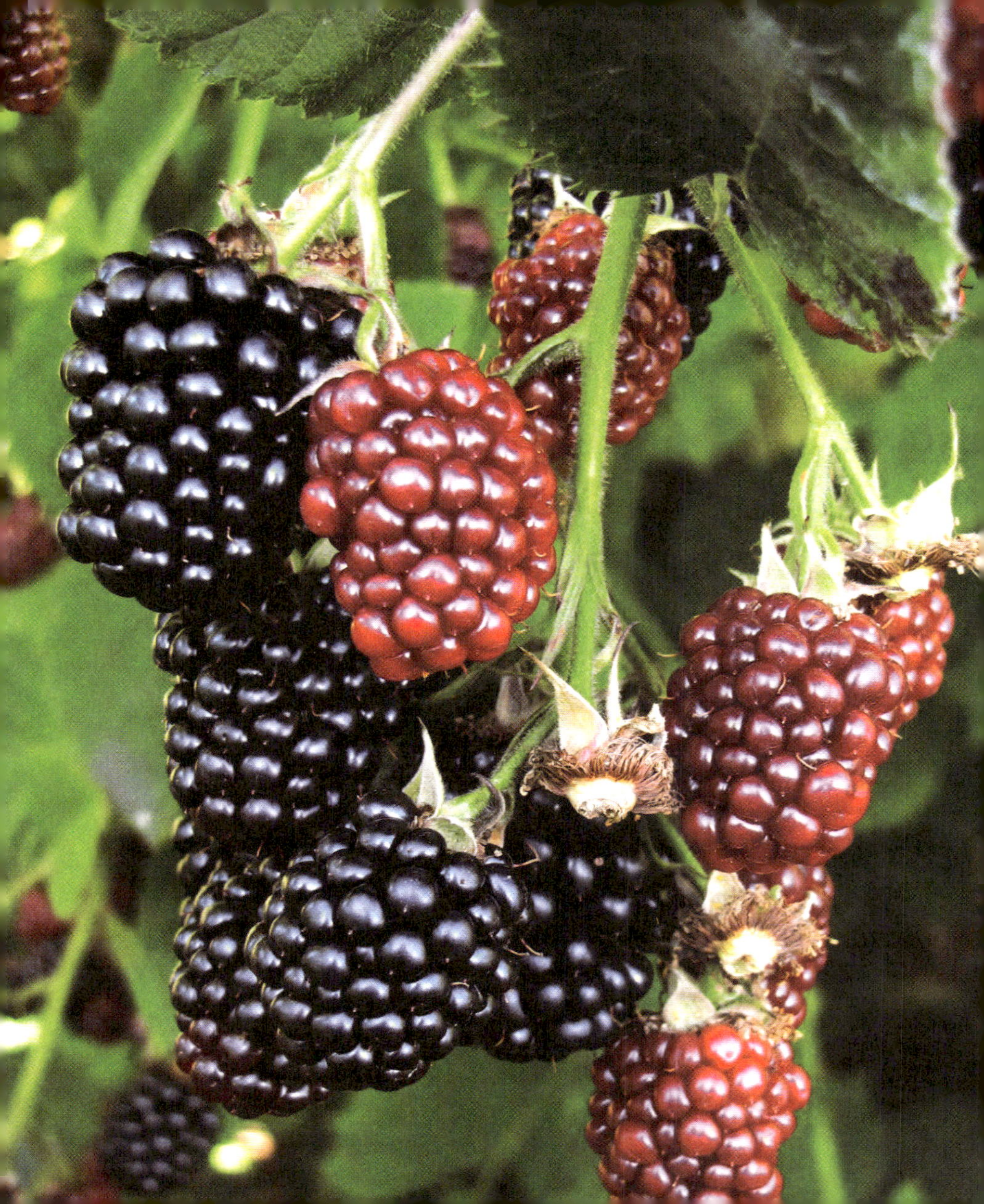

mig, purpurrot und fein behaart. Himbeersträucher werden bis zu 2 m hoch und sind sommergrün.
Himbeeren gedeihen am besten an sonnigen, windgeschützten Standorten, sie mögen es gerne warm und feucht. Sie brauchen viel Feuchtigkeit, vertragen aber keine Staunässe. Himbeeren mögen leichte wie mittelschwere Böden, die im sauren Bereich liegen sollen – am besten ist ein pH-Wert von 5,5–6. Torf zur organischen Versorgung ist wichtig. Maritimes Klima oder Höhenlagen mit reichlich Sommerregen sind ideal für Himbeeren. Himbeeren blühen spät, die Blüten sind deshalb meist nicht frostgefährdet.
Ab Ende Juni bis Mitte Juli werden die Beeren reif. Anders als die Beeren der Vacciniumgewächse sind reife Himbeeren empfindlich und nicht lange lagerbar. Sie sollten möglichst am gleichen Tag gepflückt und gegessen werden. Bei Kulturbeeren sollte man auf regionale Produktion achten – die Beeren kommen so frisch in den Handel. Bei Beeren aus fernen Ländern oder Übersee kann die Gefahr bestehen, dass sie behandelt wurden, um sie transportfähiger zu machen. Es gibt aber auch Sorten, die besser lagerbar sind als andere. Inzwischen gibt es in vielen Regionen Himbeeren zum Selberpflücken – nach Beeren aus dem eigenen Garten die zweitbeste Art, an reife, frische Himbeeren zu kommen. An Wohlgeschmack gibt es wohl kaum eine Beere, die der Himbeere gleichkommt.

Die Brombeere (*Rubus fruticosus*)
Als Kulturpflanze ist die Brombeere bei uns erst seit Mitte des 19. Jahrhunderts bekannt. Brombeerbüsche wachsen wild auf Halden, an Waldrändern und auf Brachen. Sie können ganze Hecken bilden und bieten

Reife Brombeeren sind fast schwarz.

vielen Vögeln wie Grasmücken, Rotkehlchen, Zilpzalp, Heckenbraunelle und anderen ideale Nistmöglichkeiten.

Aus dem holzigen Wurzelstock mit bis zu 6 m austreibenden wurzelnden Sprösslingen bilden sich aufrechte, kantige kahle Triebe mit starken, rückwärtsgebogenen Stacheln. Der lockerbuschige Brombeerstrauch kann 3 m hoch werden. Die Blätter sind drei- bis fünfzählig gefingert, unterseits grün oder graugrün. Die weißlichen oder rötlichen Blüten stehen in endständigen, traubigen Blütenständen. Bienen und Hummeln sind die Hauptbestäuber. Die Früchte sind anfangs rot, in der Reife schwarz. Die Blütezeit geht von Ende Mai bis Juni, Juli. Wie bei den Himbeeren können zur gleichen Zeit Blüten und reife Beeren an einer Pflanze sein. An den Spitzen der Ruten reifen die Brombeeren zuerst. Wie bei den Himbeeren sind die Beeren keine echten Beeren, sondern Sammelsteinfrüchte. Sie lösen sich jedoch nicht wie bei der Himbeere vom Zapfen, wenn sie reif sind. Bei der Reife wird der Zapfen weich und lässt sich dann leicht abbrechen. Wenn die Beeren reif sind, ist die Bruchstelle grau, blau oder rötlich, bei unreifen Früchten ist der Zapfen weiß. Dieses Kriterium für die Reife ist wichtig, denn Brombeeren werden bereits eine Woche oder mehr vor ihrer Genussreife schwarz. Da Brombeeren nicht nachreifen, sind unreif gepflückte Beeren meist kein Genuss und auch ärmer an guten Inhaltsstoffen. Die Reifezeit beginnt im August und kann bis zu den ersten Frösten im September, Oktober dauern.

Brombeeren schätzen zwar nährstoffreiche Böden, sind aber anspruchslos und anpassungsfähig und gedeihen auch auf armen Böden. Sie vertragen keine Staunässe und lieben sonnige, windgeschützte Lagen. In den Alpen kommen sie bis in 800 m Höhe vor. Die Ruten erfrieren oft in kalten Wintern, die Wurzelstöcke treiben aber immer wieder aus. Wer wilde Brombeeren im Garten hat, sollte sich freuen und sich nicht über die dornigen Ranken ärgern. Die wilden Früchte schmecken aromatischer als Kulturbeeren und sind durch ihren hohen Anteil an Anthocyanen besonders gut für die Gesundheit.

Die Goji- Beere (*Lycium barbarum*)

Die Goji-Beere gehört zu den Nachtschattengewächsen wie auch die Tomate, Aubergine, Paprika und Kartoffel.

Goji-Beeren haben in China und angrenzenden Ländern eine uralte Tradition als Nahrungs- und Heilmittel. Obwohl auch bei uns inzwischen viel beachtet, sind sie teilweise noch unbekannt. Es gibt sie in getrockneter Form in Fachgeschäften und Reformhäusern, frisch werden sie kaum angeboten. Goji-Beeren werden vielfach als »Wunderbeeren« gepriesen. Während es aber zu den anderen oben genannten Beeren zahlreiche wissenschaftliche, methodisch abgesicherte Studien gibt, ist das zugängliche Material an gesicherten wissenschaftlichen Arbeiten über die Goji-Beere – noch – knapp. Der gesundheitliche Wert der Goji-Beere ist unumstritten. Um eine »Wunderwirkung« zu beweisen, bedürfte es aber noch mehr an wissenschaftlichem Material.

Der Strauch der Goji-Beere wächst rasch und wird 2–4 m hoch. Der Stamm kann einen Durchmesser von 10–20 cm erreichen. Die Äste hängen meist bogenförmig herab und haben im unteren Bereich Stacheln. Die Blätter fallen im Herbst ab, sie sind länglich und 3–10 cm lang. Die Blüten sind fünfblättrig, meist hell purpurn oder violett. Selbstbestäubung ist möglich, aber meist sind es Bienen und Hummeln, die die Blüten bestäuben. Die Blüte beginnt im Juni und dauert oft bis in den Herbst hinein. Von August an bis zu den ersten Frösten können die Beeren geerntet werden. Wenn die Früchte reif sind, sind sie leuchtend korallenrot. Jede Frucht birgt bis zu 20–50 Samenkerne im Inneren. Ein Goji-Strauch muss drei Jahre alt werden, bis er Früchte bringt.

Die Erstvermehrung geschieht meist über Vögel, die die Samen an anderen Orten wieder ausscheiden, dann wie bei den Blaubeeren durch Rhyzome, einem Wurzelgeflecht. Auch eine Anpflanzung durch Stecklinge ist möglich. Die Pflanze bevorzugt helle und warme Standorte und gedeiht gut auf durchlässigen, armen Böden, akzeptiert aber auch nährstoff- und basenreiche Lehm- und Lößböden. Auch auf steinigem Grund, Bahndämmen, Schutthalden, Ruinen wachsen die anspruchslosen Pflanzen. Sie können in Höhen bis 4000 m vorkommen. Der Busch ist winterfest und verträgt Temperaturen von –30° C bis fast 40° C ohne Probleme. Im unkultivierten Zustand bilden die Sträucher ein undurchdringliches Dickicht – ideal für Vögel, die dort Schutz zum Brüten und gleichzeitig Nahrung finden. Die Pflanze kann sehr alt werden. Die Vermehrung durch Rhyzome garantiert eine ständige Regeneration.

Über die Herkunft der Goji-Beere ist wenig bekannt, vermutlich stammt sie aus den Gebieten zwischen Südosteuropa und Südwestasien. In Europa ist die Pflanze erst seit jüngerer Zeit heimisch geworden, Linné erwähnt 1753 zum ersten Mal den Namen »Lyceum barbarum«. Der gesundheitliche Wert der Pflanze blieb in Europa lange unbekannt. Man schätzte den Strauch hingegen als Zierpflanze, er wurde vor allem in Parks, Anlagen und Gärten angepflanzt.

Seitdem die Goji-Beere und ihre Eigenschaften auch in unseren Breiten bekannt geworden sind, ist die Nachfrage nach Goji-Beeren stark gestiegen. Es werden also mehr Goji-Beeren als früher angebaut und vermarktet. Es gibt Stimmen, die meinen, der ausgeweitete Anbau von Goji-Beeren auch an anderen als den traditionellen Standorten hätte eine Verschlechterung der Qualität zur Folge. Auch vor Rückständen von Pflanzenschutzmitteln in importierten Goji-Beeren wurde gewarnt. Wie bei allen anderen Beerenpflanzen auch sind die Lage, das Klima und die Bodenbeschaffenheit maßgebend für den Gehalt an gesunden Inhaltsstoffen. Von Goji-Beeren heißt es, sie seien so anspruchslos, dass sie auf jedem Boden wüchsen. Inzwischen werden Goji-Beeren auch in den USA großflächig angebaut. Inwieweit die Bodenbeschaffenheit und das Klima Einfluss auf die gesundheitsfördernden Stoffe bei Goji-Beeren haben, die in anderen geografischen Lagen und Klimata angebaut werden als in ihrer Heimat, ist noch nicht hinreichend statistisch belegt.

Geschichte, Traditionen, Brauchtum

Blaubeeren

In den ländlichen, waldreichen Gebieten Europas, in denen Blaubeeren reichlich vorkommen, sind sie von der eher armen Landbevölkerung in vieler Hinsicht genutzt worden. Blaubeeren waren ein ganz besonderes Lebensmittel. Blaubeerwein, der auch als Heilmittel vielfach eingesetzt wurde, galt als kostbares Getränk und wurde nur zu besonderen Gelegenheiten, aber auch zur Stärkung bei Krankheit aus dem Keller geholt. In der Volkskunst entstanden manche Sagen, Märchen und Geschichten,

die sich um die Blaubeere ranken, so die berühmte schwedische Bildergeschichte von »Hänschen im Blaubeerwald« oder in den USA die Kindergeschichte »Blueberries for Sal«.
Die Bedeutung der Blaubeere als kostbares Gut geht auch aus einem alten Brauchtum im Odenwald hervor, der »Heidelbeerkasse«. In eine Höhlung eines Großen Steins wurde von Blaubeersammlern traditionell eine Handvoll Blaubeeren gelegt. Dies war ein Zeichen der Dankbarkeit für den reichen Erntesegen, aber auch eine Pflicht. Versäumte es der Sammler, sein Beerenopfer zu bringen, so konnte ihm auf dem Heimweg eine Ungeschicklichkeit passieren – wie das Verschütten oder Auskippen aller gesammelten Beeren.
Für die Ureinwohner der USA war die Blaubeere, »Star-Berry«, ein Geschenk des »Großen Geistes«, mit dem er seine Kinder vor dem Hungertod rettete, und hatte durchaus auch einen sakralen Charakter, vergleichbar mit der Bedeutung des Olivenbaums und der Weinrebe im südlichen Europa. Noch heute ist die Blaubeere in den USA Mittelpunkt von Brauchtum und Tradition. Während der Ernte der »Wild Blueberries« werden große Feste gefeiert und Spezialitäten aus Blaubeeren zubereitet. Aus der Star-Berry, der wilden amerikanischen Highbush-Blueberry (*vaccinium corymbosum*), gelang vor ca. 100 Jahren die Entwicklung der Kulturblaubeere. Die 1871 geborene Elizabeth White ist die Pionierin der Kulturblaubeeren. Blaubeeren galten bis ins 20. Jahrhundert hinein als nicht kultivierbar.
Früchte und Blätter der Blaubeere spielen in vielen Ländern Europas, in den USA und Asien in der traditionellen Medizin eine wichtige Rolle.
Die wild wachsenden Blaubeeren Europas haben eine enorme Farbkraft.

Sie färben nicht nur Haut, Lippen und Zähne tiefblau, Flecken auf Textilien lassen sich kaum entfernen. Bereits die Römer machten sich diese Qualität zunutze und verwendeten Blaubeeren als Färbemittel für Stoffe, Weine und Tinten.

Preiselbeeren

Preiselbeeren sind über die Jahrhunderte von der einheimischen Bevölkerung genutzt worden, vor allem für Soßen, Marmeladen und andere Speisen. Aber genau wie die anderen Vaccinium-Arten Blaubeeren und Cranberries wurden Preiselbeeren auch als Heilmittel genutzt. Hildegard von Bingen empfahl Preiselbeeren Frauen bei schmerzhafter Menstruation. Vor allem ihr hoher Gehalt an Tanninen gibt ihnen entzündungshemmende Kräfte. In manchen Gegenden Nordamerikas nennt man die Preiselbeere auch »trockene Cranberry«, weil sie trockenere Bodenverhältnisse bevorzugt als die Cranberry.

Preiselbeeren sind nach wie vor für die Bevölkerung der nördlichen Regionen von sehr großer Bedeutung. In Schweden werden in einem guten Jahr bis zu 200000 Tonnen gesammelt. Tatsächlich werden aber damit nur bis zu 10 Prozent der wilden Preiselbeeren auch geerntet. Am besten schmecken die Beeren nach einem ersten starken Frost. Wegen ihres hohen Gehalts an Benzoe-Säure lassen sich Preiselbeeren sehr gut lagern.

Inzwischen werden Preiselbeeren als Kulturfrucht auch weitgehend kommerziell angebaut, vor allem in den ehemaligen Ländern der früheren Sowjetunion, wie Litauen, Lettland, Estland, in Bulgarien und Rumänien. In Europa werden jährlich etwa 36 Millionen Kilo geerntet.

Cranberries

Cranberries waren wie die amerikanischen Blaubeerarten ein ursprüngliches Nahrungsmittel der Urbevölkerung Nordamerikas und Kanadas. Auch die Einwanderer und Siedler aus Europa nutzten die reichlichen Vorkommen beider Beerenarten. Bereits 1789 wird die Tradition beschrieben, am Thanksgiving Day zum obligatorischen Truthahn Cranberry-Soße zu servieren.

Der bekannte Pemmican der Indianer, ein kuchenähnliches, lange haltbares Gemisch aus Fleisch und Fett, enthielt besonders viele Beeren, vor allem Cranberries und Blaubeeren. Die Beeren trugen zum guten Geschmack bei und halfen durch ihren hohen natürlichen Gehalt an Benzoe-Säure, den Kuchen haltbarer zu machen.

Die Indianer nutzten den Saft der Cranberries mit seiner desinfizierenden Wirkung auch als Konservierungsmittel. Bei Wunden halfen Packungen aus Cranberries, die Wunde zu desinfizieren und Giftstoffe zu neutralisieren. Cranberries färben nicht so stark wie die wilden Blaubeeren Europas, aber immerhin wohl mehr als die nordamerikanischen Blaubeerarten mit ihrem weiß-grünlichen Fruchtfleisch. Jedenfalls färbten die Indianer ihre Wolldecken und Stoffe mit Cranberries.

Da Cranberries genau wie Preiselbeeren sehr lange haltbar sind, nahmen sie Seefahrer auf ihre Reisen mit, um sich vor Vitaminmangel und dem gefürchteten Skorbut zu schützen. Bis zum 17. Jahrhundert waren Cranberries als Heilmittel für folgende Krankheiten bekannt: Skorbut, Krebs, Magenbeschwerden, Leberprobleme.

Wilde Cranberries wurden verhältnismäßig früh kommerziell genutzt, gefördert und angebaut. Bereits 1816 werden erste Anpflanzungen von

Cranberries erwähnt. Die Kultivierung der Cranberry gelang erstmals 1853.

Himbeeren

Himbeeren galten schon in der Antike als ganz besondere Beeren. Der Name ideaeus soll aus der Römerzeit stammen. Der römische Schriftsteller Plinius erwähnte 23 n. Chr. in seiner Naturgeschichte die Himbeere. Sie soll vom Berg Ida stammen, daher der Name »ideaeus«. Eine weitere mythologische Erklärung des botanischen Namens stammt von dem französischen Arzt Leclerc (1870–1955): Ida, die Tochter des kretischen Königs Melissos, fand das Kind Jupiter schreiend in den Bergen. Sie wollte das weinende Kind beruhigen und reichte ihm dazu eine Himbeere. Als sie sich über den Himbeerstrauch beugte, blieb sie mit der Brust an einem Dorn hängen. Ihr Blut tropfte auf die damals noch weißen Himbeeren und färbte sie für immer rot. Daher hieße die Himbeere ideaeus nach Ida.

Himbeeren gehören zu den ältesten Kulturfrüchten, bereits im Mittelalter wurden sie in Klöstern kultiviert. Ihr Geschmack, aber auch ihre Heilwirkungen machten sie zu einer besonders wertvollen Pflanze. Adam Lonitzer, der große Arzt und Botaniker des 16. Jahrhunderts, schreibt der Himbeere vor allem kühlende, zusammenziehende und befeuchtende Eigenschaften zu. Man verwendete von ihr praktisch alles, Blüten, Laub, Sprossen und die Frucht. Himbeeren gelten als besonders wertvoll für Frauen. Sie wurden bei Menstruationsbeschwerden empfohlen, bei Kinderwunsch und während der Schwangerschaft. Tee aus Himbeerblättern soll den Uterus entspannen und eine leichte Geburt bewirken.

Von allen hier erwähnten Beeren ähneln die meisten Kulturhimbeeren in Geschmack und Aroma noch am meisten der ursprünglichen wilden Form.

Brombeeren

Der Name Brombeere soll von dem althochdeutschen »Bramberi« stammen, das mit dem englischen Wort »bramble« (=Dornenstrauch) verwandt ist.

Brombeeren gelten als sehr alte Heilpflanzen, sie waren bereits in der Antike bekannt. Sie sind in den hippokratischen Schriften zu finden und werden in allen Kräuterbüchern der Antike, des Mittelalters und späterer Epochen erwähnt. Hippokratiker gebrauchten die Früchte bei leicht blutenden und entzündeten Geschwüren. Dioskurides empfiehlt das Kauen der Blätter zur Festigung des Zahnfleisches und wendete die Blätter als Umschlag gegen Hautkrankheiten an. Galen verwendete die Wurzel als steinlösendes Mittel, während Plinius die Schösslinge als Mittel gegen Durchfall einsetzte.

Auch in Sagen und Gebräuchen spielen Brombeeren eine Rolle. Es soll gegen unterschiedliche Krankheiten helfen, wenn man unter den Zweigen des Brombeerstrauches durchkriecht. Auch Zauberkräfte schrieb man dem dornigen Strauch zu. Bei den Arabern sollen Brombeeren als Aphrodisiakum gelten.

Goji-Beeren

In ihrer Heimat Asien ist die Goji-Beere seit Jahrtausenden als Nahrungs- und Heilmittel bekannt. Erste Erwähnungen einer Frucht, deren Be-

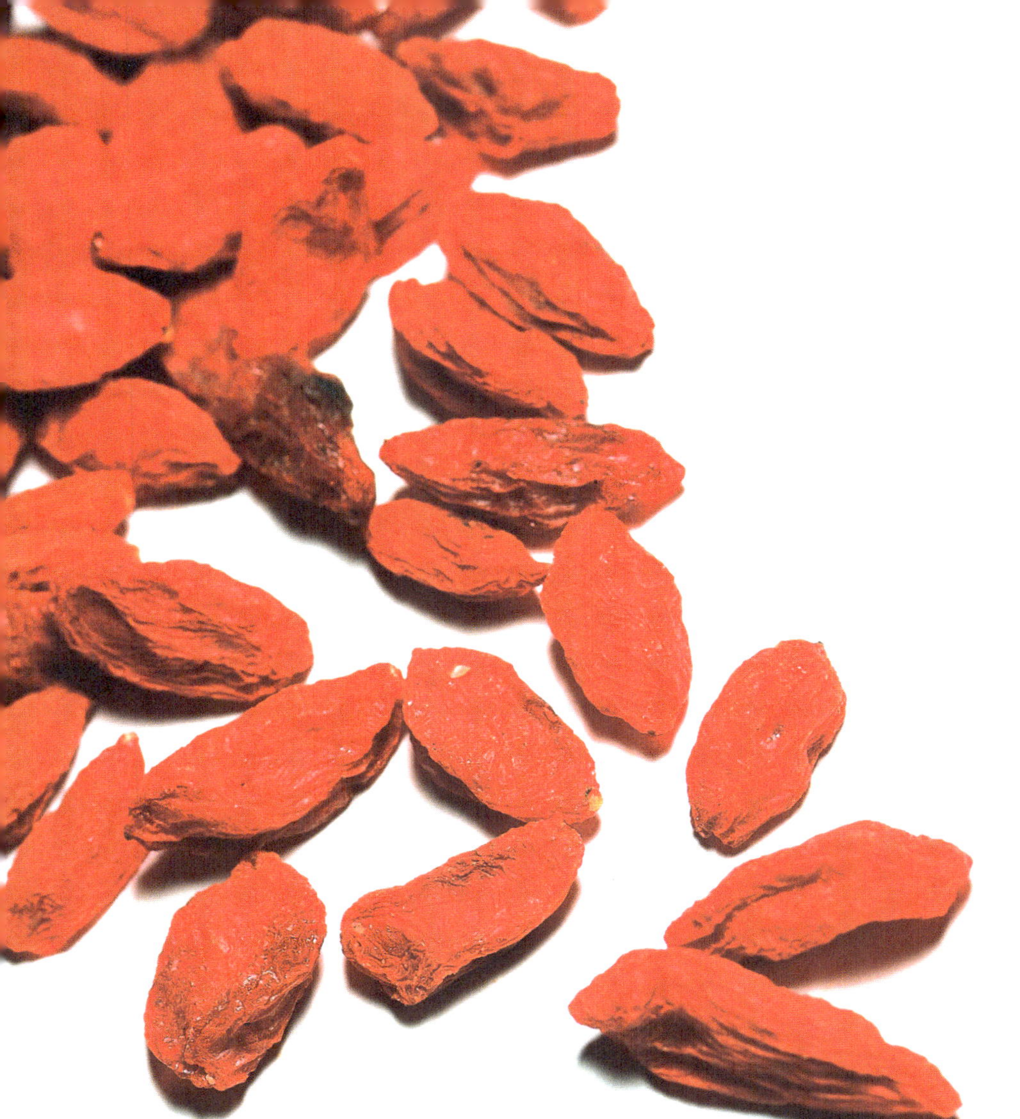

schreibung auf die Goji-Beere zutrifft, sind um 2600 v. Chr. datiert. Das Hauptanbaugebiet der Goji-Beere liegt im nördlichen Zentralchina, am Fuß eines Bergmassivs, das im Norden an den Himalaya angrenzt. In dieser Region gibt es viele Traditionen und Feste, die sich um die Goji-Beere ranken. Für die Chinesen bedeutet die Goji-Beere vor allem eine lebenswichtige und lebensverlängernde Frucht. Tatsächlich sollen in der Region, die das Zentrum des Goji-Anbaus ist, besonders viele Hundertjährige leben.

Aber nicht nur in China hat die rote Beere eine lange Tradition. Auch in Tibet, der Mongolei, Nepal, Bhutan und Indien wird die Goji-Beere sehr geschätzt. In der traditionellen chinesischen Medizin wird die Goji-Beere vor allem eingesetzt zur Stärkung von Blut, Leber und Nieren, gegen Schwäche und Potenzschwäche, zur Unterstützung des Immunsystems und der Sehkraft. Auch zur Behandlung von Herzerkrankungen und Bluthochdruck, Tinnitus, Schwindel und Kopfschmerzen – also als eine Art Universalheilmittel. Als einer der Hauptgründe für ihre starke Wirkung gelten vor allem ihre antioxidativen Eigenschaften. Auch als Lebensmittel hat die rote Beere eine besondere Bedeutung, sie wird zahlreichen Gerichten beigefügt.

Wildbeeren oder Kulturbeeren?

Wer auf dem Markt oder in Fachgeschäften Beeren kauft, kauft mit großer Wahrscheinlichkeit Kulturfrüchte. Kulturbeeren haben wilde Beeren auf den Märkten der Welt weitgehend verdrängt.

Kulturbeeren auf dem Vormarsch

- Das Angebot an wilden Beeren kann die Nachfrage nach frischen Beeren nicht abdecken.
- Wilde Beeren sind meist weniger lange haltbar und überstehen Transporte schlechter als Kulturbeeren.
- Die Saison für wilde Beeren ist kurz. Sie beschränkt sich auf wenige Sommermonate. Bei Kulturbeeren gibt es früh oder spät reifende Sorten, die die Saison beträchtlich verlängern können. Im Herbst und Winter schließlich gibt es Importe aus Übersee, meist Chile und Argentinien, auch aus Neuseeland und Australien, im Frühjahr aus Südeuropa, vorwiegend Spanien und Italien.

In der Regel enthalten wilde Beeren, vermutlich weil sie oft in eher unwirtlichen Gegenden wachsen und sich dort vor Umwelteinflüssen wie starker Sonneneinstrahlung, heftigen Winden, großer Kälte schützen müssen, eine höhere Konzentration an wertvollen Inhaltsstoffen als Kulturbeeren, die vom Menschen mehr »Unterstützung« bekommen. Den Kultursorten, die im Handel erhältlich sind, wird das Leben und Überleben leichter gemacht. Wie bei allen domestizierten Arten, Tieren wie Pflanzen, bringt der massenhafte Anbau bzw. die Haltung einen Verlust vieler der Eigenschaften mit sich, die wilden Lebewesen das Überleben in freier Wildbahn sichern. Wilde Beerenarten enthalten durchschnittlich nicht nur mehr an für die Gesundheit positiven Inhaltstoffen als Kul-

tursorten, sondern auch ihr Geschmack ist meistens aromatischer und intensiver. In unserer technisierten Gesellschaft sind wilde Beeren ein besonderer Luxus. Es wird allerdings immer wieder vor einer Infektion mit den Eiern des Fuchsbandwurms beim Verzehr von wilden Beeren gewarnt, die nah am Boden wachsen wie z. B. Blaubeeren und Preiselbeeren. Tatsächlich aber sind in den letzten Jahren nur sehr wenige Fälle dieser Infektionen bekannt geworden. Wer immer Zeit und Gelegenheit hat, wilde Beeren zu sammeln, sollte es also genießen. Kulturbeeren stehen wilden Beeren an gesundheitlichem Wert kaum nach. Sie enthalten zwar generell weniger wertvolle Inhaltsstoffe als wilde Beeren, verglichen mit anderen Früchten aber immer noch überdurchschnittlich viele. Um die gleiche Menge an positiven Wirkstoffen zu sich zu nehmen wie bei wilden Beeren, müssen einfach mehr Beeren gegessen werden – so enthalten z. B. 200–250 g Kulturblaubeeren in etwa so viele Anthocyane (Pflanzenfarbstoffe) wie 100 g europäische Wildblaubeeren.
Manche Kultursorten gibt es schon seit dem Mittelalter. Das ist z. B. bei der Himbeere der Fall. Besonders Klöster haben zu ihrer Kultivierung beigetragen, denn Mönche und Nonnen schätzten die Heilkräfte der Himbeere sehr. Bei den Brombeeren gelang die Kultivierung erst vor ca. 100–150 Jahren in den USA.

Kulturbeeren gehören manchmal auch anderen Arten an als die wilden Formen. Das gilt besonders für die Kulturblaubeere, die erst vor ungefähr 100 Jahren aus der wilden Highbush Blueberry Nordamerikas (*Vaccinium corymbosum*) gezüchtet wurde. Die Sträucher sind wesentlich höher und die Beeren viel größer als die der europäischen Wildblaubeere (*Vac-*

cinium myrtillus). Sie haben im Gegensatz zur europäischen Wildblaubeere, die durch und durch tiefblau gefärbt ist und auch kräftig färbt, ein weißes bis grünliches Fruchtfleisch. Auch der Geschmack, wenngleich meist sehr gut, unterscheidet sich deutlich von dem der wilden Blaubeere Europas.

Preiselbeeren (*Vaccinium vitis-ideae*) gibt es auch als Kulturpflanzen, sie werden aber immer noch hauptsächlich als wilde Frucht angeboten, selten roh, meistens als Marmelade oder Kompott, häufig aus Skandinavien.

Cranberries (*Vaccinium macrocarpon*) oder Kronbeeren gibt es seit rund 150–200 Jahren als Kulturpflanze. Cranberries werden in den USA und Canada großflächig kommerziell angebaut und traditionell ziemlich spektakulär durch Überflutung geerntet. Die Cranberry ist eng verwandt mit der europäischen Gewöhnlichen Moosbeere (Vaccinium oxycoccus), die wild bevorzugt auf moorigen, sauren Böden wächst, ziemlich selten ist und deshalb im Handel kaum angeboten wird.

Die wilde Goji-Beere oder Gemeiner Bocksdorn (*Lycium barbarum*) stammt aus Asien und Südosteuropa, wo sie auch kultiviert wurde. Als Kulturpflanze ist sie in andere Kontinente gelangt, auch nach Europa, wo sie teilweise wieder als verwilderte Form in unkultivierten Landschaften wie Brachen, Bahndämmen etc. vorkommt.

Die Inhaltsstoffe und ihre Wirkungen

Was ist drin in den Beeren, was macht ihre vorbeugende und heilende Wirkung auf viele, auch schwere und lebensbedrohende Krankheiten aus?

Viele der gesundheitsfördernden Wirkungen von Früchten und Pflanzen sind seit Jahrtausenden bekannt. Es sind Erfahrungen, die von Generation zu Generation weitergegeben und im Allgemeinwissen verankert wurden. Bis ins 19. Jahrhundert hinein waren Heilkundige hauptsächlich Phytotherapeuten, das heißt, sie heilten fast ausschließlich mithilfe von pflanzlichen Substanzen. Diese Kräuter- und Pflanzenfachleute wussten fast genauso gut wie wir heute, welche Eigenschaften Pflanzen, ihre Teile und ihre Früchte haben und wie sie auf die menschliche Gesundheit wirken.

Die Methoden der modernen Chemie und Medizin haben dieses Wissen inzwischen größtenteils bestätigt. Die moderne Chemie ermöglicht es, bestimmte Stoffe aus Nahrungsmitteln zu isolieren und diese nach ihrem Reichtum an für den menschlichen Organismus positiven Stoffen zu klassifizieren. Seit den Anfängen der Lebensmittelchemie gibt es aber inzwischen neue und andere Erkenntnisse darüber, welche einzelnen Stoffe und Komponenten eine positive Wirkung auf die menschliche Gesundheit haben.

So galten sogenannte *sekundäre Pflanzenstoffe*, Stoffe, die sich vor allem in den äußersten Blättern und in der Schale von Gemüse und Früchten befinden, noch vor wenigen Jahren als bedeutungslos für die menschli-

che Gesundheit. Aus heutiger Sicht sind sie aber von ganz entscheidender Bedeutung.
Zu den *primären Pflanzenstoffen* werden hauptsächlich diejenigen Inhaltsstoffe einer Pflanze oder Frucht gezählt, die für die Ernährung von Mensch und Tier, auch für die Existenz der Pflanze selbst, lebensnotwendig sind. Also Mineralstoffe wie z. B. Kalium, Kalzium, Phosphor, Magnesium, Mangan, Kupfer, Eisen und andere, Vitamine wie Vitamin A, B, C und E, Fette, Kohlehydrate, Proteine, Fruchtsäuren und Fruchtzucker.

Sekundäre Pflanzenstoffe

Sekundäre Pflanzenstoffe befinden sich, wie schon erwähnt, vor allem in den äußersten Blättern und in der Schale der Beeren. Sie dienen der Pflanze zum Schutz vor Umweltstressfaktoren, vor Krankheiten und Feinden. Außerdem geben sie der Frucht oder Blüte die charakteristische Farbe und ihr Aroma. Sekundäre Inhaltstoffe spielen bei der Gesunderhaltung des menschlichen Organismus eine entscheidende Rolle. Der aus jahrhundertelanger Erfahrung bekannte Gesundheitswert bestimmter Früchte und Gemüse beruht nach jüngsten wissenschaftlichen Erkenntnissen hauptsächlich auf der Anzahl und der Qualität ihrer sekundären Pflanzenstoffe – dies gilt auch besonders für Beeren.

Hierzu ein Zitat der Wissenschaftlerin Mary Ann Lila vom Berry Health Benefits Symposium 2005: »Beeren sind chemische Experten. Sie produ-

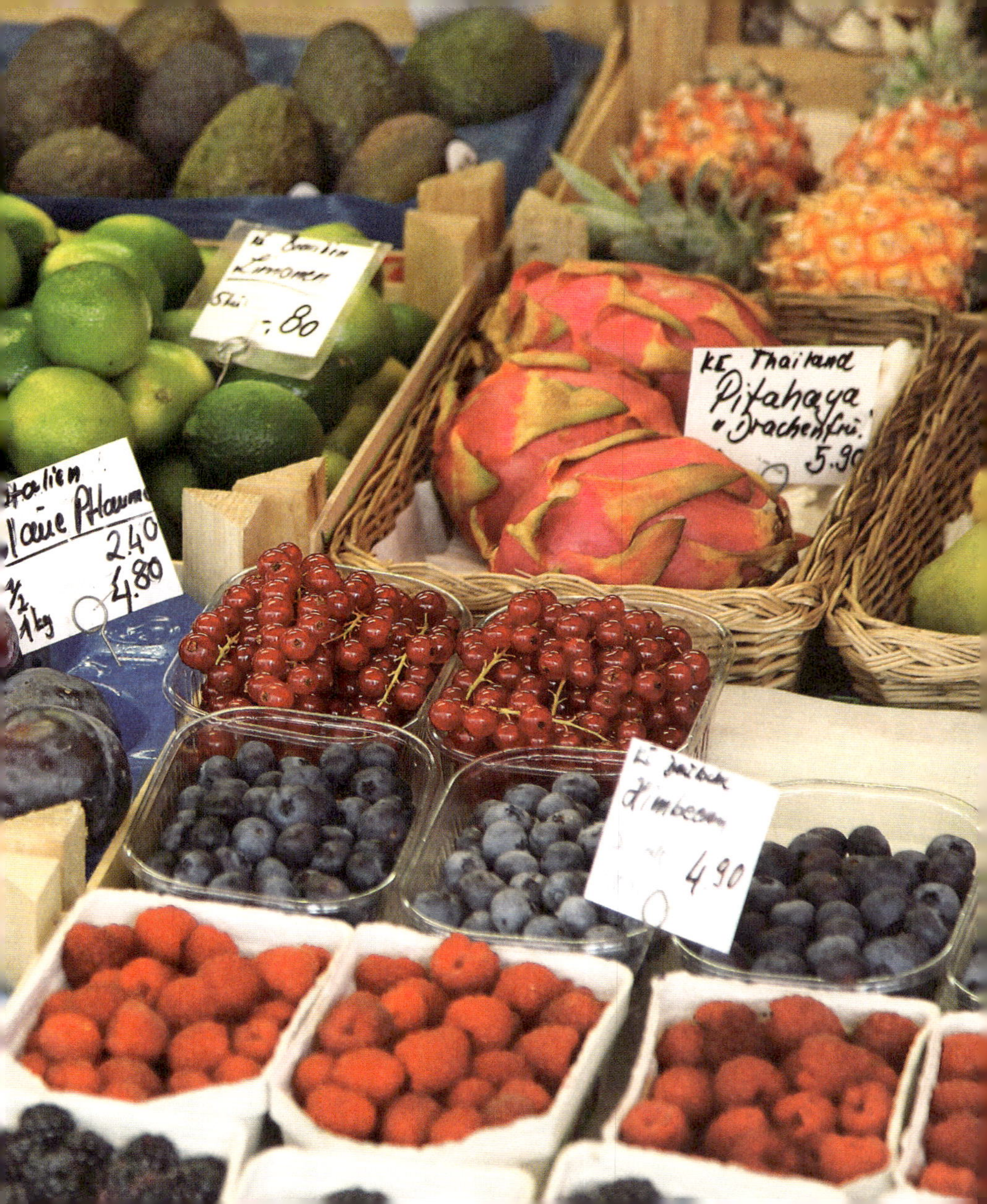
Limonen
.80
KL. Thailand
Pitahaya
5.90
2.40
4.80
4.90

zieren auf natürlichem Wege komplexe, biologisch aktive Stoffe, die der menschlichen Gesundheit förderlich sind, indem sie einzigartige Strategien des Stoffwechsels anwenden, denen keine synthetische Droge auf dem Markt gleichkommen kann. Die in Beeren angehäuften biochemischen Stoffe – dieselben Stoffe, die bei kardiovaskulären Krankheiten und Krebs intervenieren, Infektionen vorbeugen, altersbedingten Verfall aufhalten und die Leistungen des menschlichen Stoffwechsels dramatisch steigern können – all diese Stoffe fallen per Definition in die Klasse der sekundären Pflanzenstoffe.«

Sekundäre Pflanzenstoffe schützen die Pflanze vor schädlichen Umwelteinflüssenund sichern so das Überleben der Pflanze.
Eine Pflanze, die unter besonders harten Umweltbedingungen lebt, die z.B. großer Kälte oder Hitze, starken Winden und besonders intensiver Sonnenstrahlung ausgesetzt ist, entwickelt zu ihrem Schutz besonders viele sekundäre Pflanzenstoffe, die wiederum diejenigen schützen, die ihre Früchte essen, Menschen wie Tiere.
Eine der wichtigsten Untergruppen der sekundären Pflanzenstoffe sind die *Polyphenole*. Natürliche Polyphenole sind bioaktive Substanzen wie z. B. Farbstoffe (s. S. 45), Geschmacksstoffe und Tannine, also Gerbsäuren (s. S. 53).

Freie Radikale und Antioxidantien

Von freien Radikalen ist in jüngster Zeit oft die Rede. Vieles an Wissen kann vorausgesetzt werden. Deshalb hier nur so viel: Elektronen mit gepaarten äußeren Elektronen sind stabil, solche mit ungepaarten instabil. Freie Radikale sind hochreaktiv, weil sie nur ein Elektron haben – also ungepaart sind – und versuchen, einem anderen Molekül ein Elektron zu »entreißen«.

Freie Radikale spielen eine ambivalente Rolle. Auf der einen Seite sind sie für den Körper lebensnotwendig: Ohne freie Radikale könnte sich der Organismus nicht gegen Krankheitserreger wie Bakterien, Viren und fehlerhafte Zellen, der Vorstufe von Krebszellen, zur Wehr setzen. Droht eine Infektion, setzen sogenannte »Fresszellen« freie Radikale massenhaft frei. Der Körper bekämpft auf diese Weise nicht nur Infekte oder Entzündungen, sondern auch defekte Zellen und Tumorzellen. Die wichtigsten Krebstherapien wie Bestrahlung oder Chemotherapie beruhen auf demselben Prinzip wie der körpereigene Kampf gegen Erreger. Diese Therapien provozieren die Produktion von freien Radikalen, die Krebszellen oxidieren und zerstören sollen.

Auf der anderen Seite können freie Radikale, wenn sie in krankhaft hoher Konzentration auftreten, nicht nur kranke, sondern auch gesunde, lebensnotwendige biologische Strukturen angreifen, verändern und zerstören.

Ein Übergewicht an freien Radikalen kann innerhalb der Stoffwechselprozesse des menschlichen Körpers entstehen oder auch Ursachen außerhalb des Körpers haben.

Körpereigene Quellen sind vor allem Alterungsprozesse, Stress, Mangelernährung, Entzündungen, erhöhter Blutzuckerspiegel (Hyperglykämie) und erhöhter Cholesterinspiegel (Hypercholeserinämie).
Zu den äußeren Quellen gehören Luftverschmutzung, Verstrahlung, Umweltgifte im Allgemeinen, UV-Strahlen, Medikamente wie vor allem Antibiotika und Zytostatika (krebshemmende Medikamente), Rauchen und Alkohol.
Um ein Übergewicht an freien Radikalen aufzufangen, ist der Organismus auf die Versorgung mit Antioxidantien angewiesen. Manche Antioxidantien bildet der Körper selbst. Dazu benötigt er aber Spurenelemente wie Zink, Selen und Kupfer, die mit der Nahrung aufgenommen werden. Andere, wie Vitamin C und E, sowie sekundäre Pflanzenstoffe wie Carotin oder Flavonoide wie Anthocyane müssen vollständig mit der Nahrung aufgenommen werden, da sie der Körper allein nicht bilden kann.
Stehen dem Körper nicht ausreichend Antioxidantien zur Verfügung, sind die natürlichen Abwehrkräfte des Menschen durch innere oder äußere Ursachen, z.B. durch Krankheit oder durch ganz normale Alterungsprozesse geschwächt, entsteht zwischen freien Radikalen und Antioxidantien ein Ungleichgewicht zugunsten der freien Radikale: der Organismus leidet unter Oxidativem Stress.

Welche Krankheiten freie Radikale auslösen können

Freie Radikale sind vielfach verantwortlich für:

- Erkrankungen der Gefäße,
- Arteriosklerose,
- Herzinfarkt,
- rheumatische Beschwerden,
- Arthrose,
- Allergien,
- Entzündungen und Infektionen aller Art,
- Krebserkrankungen,
- vorzeitige Alterungsprozesse und degenerative Krankheiten des Gehirns wie Alzheimer.

Als Beispiel für Oxidation und die Wirkung von Antioxidantien wird oft folgendes Beispiel genannt: Angeschnittenes Obst, z.B. ein Apfel, eine Birne oder eine Banane, verfärben sich in kurzer Zeit braun, wenn sie der Luft, also Sauerstoff ausgesetzt werden. Freie Radikale »fressen« die Zellwände auf, zersetzen das Obst. Gibt man nun Zitronensaft auf die Schnittstellen, wird dieses Verfärben, die Oxidation also, verhindert, denn das Vitamin C der Zitrone ist ein starkes Antioxidans.

Um die antioxidativen Wirkungen der verschiedenen Vitamine weiß man bereits seit längerer Zeit. Dass auch besonders die sekundären Pflanzenstoffe verschiedener Früchte und Gemüse eine stark antioxidative Wirkung haben können, ist erst in jüngerer Zeit bekannt geworden.

Antioxidativ wirkt ein Nahrungsmittel dann, wenn es die schädlichen Auswirkungen von freien Radikalen im Organismus signifikant verringert.

Wie läßt sich der antioxidative Gehalt von Lebensmitteln messen?
Es gibt unterschiedliche Methoden zur quantitativen Erfassung des antioxidativen Gehalts von Lebensmitteln. Die bis heute bekannteste ist der von Prof. Ronald Prior Mitte der Neunzigerjahre des 20. Jahrhunderts entwickelte ORAC. ORAC ist die Abkürzung für Oxygen Radical Absorbance Capacity – die Kapazität, freie Radikale zu absorbieren. Ronald Prior hat intensive Forschungen über pflanzliche Antioxidantien betrieben.

Der antioxidative Wert von Beeren
Es gibt zahlreiche Tabellen über den antioxidativen Wert der verschiedenen Beeren. Tatsächlich ergeben aber unterschiedliche Tabellen manchmal auch unterschiedliche Wertungen.
Durchschnittlich stehen bei den meisten Tabellen an erster Stelle mit dem höchsten ORAC wilde Blaubeeren, gefolgt von Kulturblaubeeren, Brombeeren und Himbeeren. Seitdem Goji-Beeren in die Tabellen aufgenommen wurden, stehen sie in manchen Tabellen an der Spitze.

Die oft sehr hohen Werte von Goji-Beeren wurden meist mit getrockneten Früchten erreicht, wie sie auch bei uns hauptsächlich im Handel erhältlich sind. Bei manchen Früchten übersteigt der Anteil gesundheitsfördernder Inhaltsstoffe in getrockneten Früchten den von frischen Früchten um ein Vielfaches. Ein typisches Beispiel sind Pflaumen. Das liegt daran, dass getrocknete Früchte kaum Wasser enthalten, frische Früchte aber zu einem hohen Prozentsatz aus Wasser bestehen. 100 g getrocknete Früchte enthalten also eine größere Anzahl an Früchten als 100 g frische Früchte, denn getrocknete Beeren sind kleiner und wesentlich leichter. In 100 g getrockneter Früchte sind also mehr wertvolle Inhaltsstoffe enthalten als in 100 g frischer Früchte. Eigentlich sollte man also frische und getrocknete Beeren in einer Tabelle nicht miteinander vergleichen. Tabellen, in denen nur frische oder nur getrocknete Früchte aufgelistet sind, sind deshalb generell zuverlässiger.

Der antioxiodative Gehalt von Beeren

Vielfache Einflüsse können den antioxidativen Gehalt von Beeren und natürlich von Früchten allgemein beeinflussen wie Art, Standort, klimatische Verhältnisse und Umwelteinflüsse. Das ist hinreichend bewiesen: Sonnenstunden und Regenfälle eines Jahres können sich z. B. stark auf die Qualität von Wein auswirken.

Weitere Faktoren können den antioxidativen Gehalt und damit den ORAC beeinflussen, wie z. B. die *Größe* der Beeren. Der Trend der Züchtungen geht in die Richtung größerer Beeren. Kleinere Beeren haben aber im Verhältnis zur Gesamtgröße eine größere Oberfläche. Da sich die Anthocyane in der Haut beziehungsweise Oberfläche befinden, enthalten kleine Beeren auch mehr Anthocyane als große Beeren. Die europäische Wildblaubeere, die kleinste der hier erwähnten Beeren, hatte nach den vorliegenden Studien folgerichtig auch den höchsten Gehalt an Anthocyanen.

Der Reifegrad: Der Gehalt an Anthocyanen steigt während des Reifungsprozesses stark an. Der Zeitpunkt der Ernte hat also demnach eine starke Wirkung auf den ORAC. Wenn die Beeren, nachdem sie die Farbe der Reife erreicht haben, noch einige Zeit an den Büschen hängen bleiben und richtig reif werden können, ist der ORAC wesentlich höher als bei Beeren, die unmittelbar nach Erreichen der »reifen Farbe« geerntet wurden.

Weiterverarbeitung: Die Weiterverarbeitung von Beeren vor allem durch Erhitzen, ob als Kompott, Marmelade, Kuchen, in Joghurt und anderen Produkten, bringt einen erheblichen Verlust an Anthocyanen und anderen gesundheitsfördernden Inhaltsstoffen mit sich. Einzeln schockgefrorene Beeren weisen hingegen kaum Verluste auf.

Die wichtigsten Inhaltsstoffe der Beeren

Anthocyane

Anthocyane stehen nicht nur der alphabetischen Reihenfolge wegen hier an erster Stelle, sie haben für den gesundheitlichen Wert von Beeren eine ganz überragende Bedeutung. Anthocyane gehören zu den Flavonoiden, den Pflanzenfarbstoffen. Anthocyane sind wasserlösliche Pflanzenfarbstoffe, die Blüten und Früchten die tiefrote, violette, blaue oder blauschwarze Färbung geben.

Anthocyane sorgen nicht nur für starke Farben, sie schützen die Pflanze vor schädlichen Umwelteinflüssen, z. B. dem starken UV-Licht der Sonne, indem sie bestimmte Wellenlängen absorbieren. So kann der Zellkern vor einer Schädigung geschützt werden. Anthocyane befinden sich hauptsächlich in den äußersten Zellen der Pflanzenteile, in der Schale oder Haut. Hier können sie ihre Aufgabe am wirkungsvollsten erfüllen. Wenn Pflanzen nun starkem Licht oder ionisierender Strahlung ausgesetzt werden, regt die Pflanze über chemische Botenstoffe die Anthocyanproduktion an.

Insgesamt sind etwa 250 verschiedene Anthocyane bekannt. Die an Anthocyanen reichsten Früchte sind stark farbige, tiefpurpurne, blaue, rote oder schwarze Beeren wie eben *Blaubeeren, Brombeeren, Himbeeren, Cranberries, Goji-Beeren, Preiselbeeren, aber auch Holunderbeeren, schwarze Johannisbeeren, und rote Trauben.*

Die am häufigsten vorkommenden Anthocyane sind Cyanidin, Delphinidin, Malvidin, Pelargonidin, Peonidin und Petunidin. Cyanidin als das häufigste Anthocyan ist in 90 Prozent aller Früchte präsent. Der Anthocyangehalt von Früchten variiert sehr stark. In 100 g Fruchtfleisch enthalten Birnen z. B. 0,25 mg, Blaubeeren dagegen 500 mg Cyanidin.

Anthocyane wirken in hohem Maße antioxidativ, das heißt sie verringern signifikant die negativen Auswirkungen von Sauerstoffreaktionen im Organismus. Sauerstoffprobleme sind die Ursache für sehr viele der vor allem in den westlichen Industrienationen am häufigsten vorkommenden Krankheitsbilder – wie z. B. Alterungsprozesse des Gehirns, Erkrankungen von Herz und Kreislauf, Krebs und Entzündungsprozesse. Anthocyane wirken auch entzündungshemmend und antikanzerogen. Alle Beeren enthalten reichlich Anthocyane. An erster Stelle stehen wilde

Blaubeeren, aber auch Kulturbeeren wie Kulturblaubeeren, Cranberries, Brombeeren, Preiselbeeren, Goji-Beeren und Himbeeren haben einen sehr hohen Anthocyangehalt.
Der Anthocyangehalt einzelner Beeren kann, wie schon angesprochen, von unterschiedlichen Faktoren beeinflusst werden. Besonders Umwelteinflüsse wie Sonneneinstrahlung, Kälte oder Hitze können sich auf den Athoncyangehalt und somit die gesundheitliche Qualität der Beeren auswirken. Bei Kulturbeeren sind vor allem die Art des Anbaus, die mögliche Nutzung von Dünger und Pestiziden, die Erntebedingungen und die Lagerung von erheblicher Bedeutung.

Carotinoide

Ungefähr 500–800 verschiedene Carotinoide sind bekannt. Ungefähr zehn Prozent können im menschlichen Stoffwechsel in Retinol (Vitamin A) umgewandelt werden. Auch das Provitamin A und das Beta-Carotin gehören zu den Carotinoiden. Vitamin A ist besonders für das Sehen wichtig. Es ist ein Bestandteil des Sehpurpurs oder Rhodopsin. Ein Mangel an Vitamin A kann Sehstörungen wie z. B. Nachtblindheit verursachen.
Carotinoide haben eine antikanzerogene Wirkung, die sich vor allem vorbeugend nutzen lässt. Zahlreiche Studien lassen darauf schließen, dass Carotinoide das Risiko mindern, an Lungen-, Speiseröhren- und Magenkrebs zu erkranken. Insbesondere Beta-Carotin, Cryptoxanthin und Canthaxanthin regen den Austausch zwischen den Zellen an, indem sie die Synthese von Connexin bewirken. Diese Verbindung ist besonders an der Bildung der sogenannten Gap Junctions beteiligt, deren Anzahl bei Krebszellen vermindert ist.

In Leber, Augen, Haut und Fettgewebe liegen bestimmte Carotinoide in deutlich höherer Konzentration vor als in anderen Körpergeweben. In der Netzhaut des Auges, im sogenannten gelben Fleck, auch Macula oder Zentrum des Sehens genannt, kommen Carotinoide in größeren Mengen vor. Diese Carotinoide wirken hier vermutlich als natürliche Schutzmechanismen, da die Netzhaut mit ihren besonders oxidationsempfindlichen mehrfach ungesättigten Fettsäuren besonders anfällig für den Angriff von freien Radikalen ist.
Vor allem *Goji-Beeren* sind besonders reich an Carotinoiden. Manche Quellen meinen, Goji-Beeren seien die an Carotinoiden reichhaltigsten Früchte überhaupt. Brombeeren enthalten sehr viel Betacarotin.

Eisen

Eisen ist besonders wichtig für die Bildung des roten Blutfarbstoffes Hämoglobin. Es trägt zur sauerstoffübertragenden Wirkung von Hämoglobin, Myoglobin und verschiedenen Enzyme bei. Eisenmangel kann gravierende Folgen haben: Er kann die Leistungsfähigkeit stark beeinträchtigen und die Anfälligkeit für Infektionen erhöhen. Auch das Immunsystem ist eisenabhängig. Frauen haben einen um mindestens 50 Prozent höheren Eisenbedarf als Männer. Besonders eisenhaltig sind *Himbeeren* mit 1 mg pro 100 g. Auch *Goji-Beeren* und *Blaubeeren* enthalten viel Eisen.

Ellagsäuren

Ellagsäuren gehören zu den Phenolen, also zu den sekundären Pflanzenstoffen. Als Ellagitannine finden sich Ellagsäuren in vielen Beeren-

Himbeeren enthalten besonders viel Eisen.

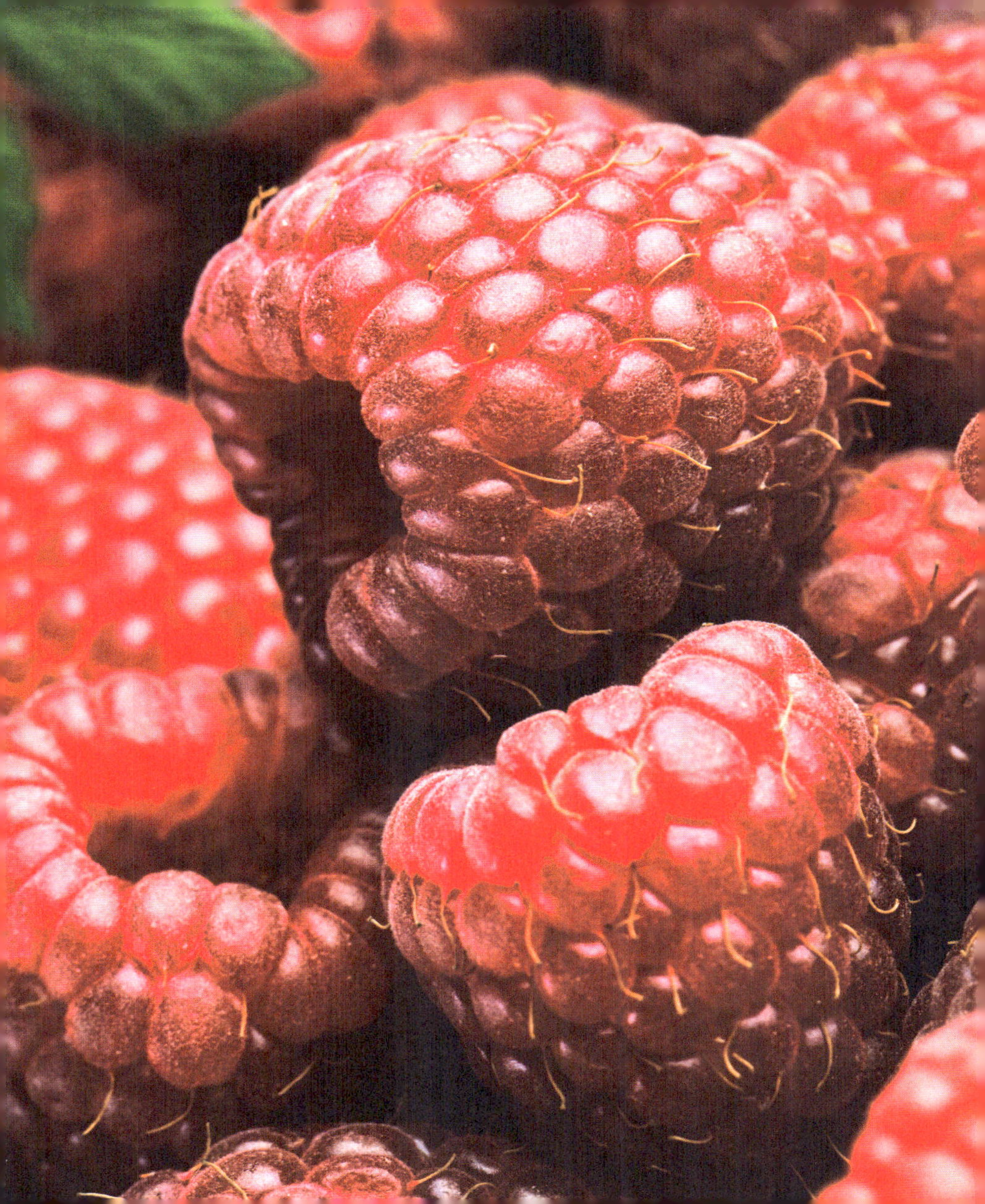

arten. Vor allem *Himbeeren* und *Brombeeren* enthalten reichlich Ellagitannine bzw. Ellagsäuren. Ellagsäuren gelten als hoch antikanzerogen. Sie sollen auch in der Lage sein, bestimmte chemische Gifte zu neutralisieren. Über die antikanzerogene Wirkung gibt es zahlreiche Studien. Mit krebserregenden Giften infizierte Versuchstiere zeigten nach einer an Ellagsäuren reichen Diät weniger Krebserkrankungen als eine Kontrollgruppe, die keine Ellagsäuren bekam.
Nicht zuletzt wirken Ellagsäuren auch antioxidativ, können also die schädlichen Auswirkungen freier Radikale einschränken.

Flavonoide

Flavonoide sind Pflanzenfarbstoffe, zu denen auch die Anthocyane gehören. Sie zeichnen sich besonders durch ihre antioxidativen Eigenschaften aus. Außerdem wirken sie antibakteriell und antiviral. Sie haben antikanzerogene Eigenschaften und können krankhafte Gefäßneubildungen (Angiogenese) verhindern. Flavonoide können verschiedene Zellen des Immunsystems aktivieren. Das erklärt auch ihre entzündungshemmende Wirkung. Flavonoide sind in allen Beeren enthalten.

Hydroxyzimtsäuren

Hydroxyzimtsäuren gehören zu den Gerbsäuren oder Tanninen. Hydroxyzimtsäuren und deren Verbindungen werden häufig als potenzielle Inhibitoren von Krebserkrankungen diskutiert. In zahlreichen Studien, vor allem in vitro und in vivo, also im Reagenzglas und im Tierversuch, hat es sich gezeigt, dass Hydroxyzimtsäuren und Flavonoide antimutagene und antikarzinogene Eigenschaften aufweisen. Sie dürften in allen Stadien

des Krebsprozesses wie Tumorwachstum, Metastasenbildung, Schädigung der DNA eingreifen können.
Hydroxyzimtsäuren sollen nach den Ergebnissen vieler Studien das Risiko vermindern, an koronaren Herzkrankheiten zu erkranken.
Außerdem wird den Hydroxyzimtsäuren eine positive antioxidative Wirkung auf die Gefäße zugeschrieben. Besonders *Cranberries, Preiselbeeren* und *Blaubeeren* haben einen hohen Gehalt an Hydroxyzimtsäuren und Hydroxyzimtsäureverbindungen.

Kalium

Kalium ist lebenswichtig für Herz und Gefäße, Nerven und Gehirn. Als Gegenspieler von Natrium reguliert es die Wasserverteilung im Körper. Der tägliche Bedarf beträgt ca. 2–4 g Kalium am Tag. Ein Zuviel wie ein Zuwenig an Kalium kann zu schweren neuromuskulären bzw. muskulären Störungen führen. Eine Erschlaffung der glatten Muskulatur bis zur Darmlähmung und Funktionsstörungen des Herzens können die Folgen sein. Durchfälle und Erbrechen bewirken meistens Verluste an Kalium. Alle hier genannten Beerenarten enthalten reichlich Kalium, besonders aber *Goji-Beeren, Preiselbeeren, Himbeeren* und *Brombeeren.* Himbeeren enthalten pro 100 g Gewicht ca. 170 mg Kalium.

Kalzium

Neben Phosphat bildet Kalzium die Grundlage für das Knochengerüst und die Zähne. Es ist ein unentbehrlicher Bestandteil aller anderen Gewebe und Organe. Auch für die intrazelluläre Signalübermittlung und Reizübertragung im Nervensystem hat Kalzium eine besondere Bedeutung. Kalzium aktiviert die Blutgerinnung und viele Enzyme. Früchte haben in der Regel einen eher geringen Gehalt an Kalzium, aber Himbeeren enthalten reichlich von diesem Mineral, 40 mg auf 100 g.

Magnesium

Magnesium aktiviert zahlreiche Enzyme, besonders die des Energiestoffwechsels. Magnesium ist wichtig für die neuromuskuläre Reizübertragung an den Synapsen im Gehirn und für Muskelkontraktionen. Es lindert besonders Muskelkrämpfe. *Himbeeren* und *Brombeeren* sowie *Goji-Beeren* enthalten Magnesium, Himbeeren z. B. 30 mg pro 100 g.

Mangan

Mangan spielt eine Rolle bei der Blutgerinnung und im Zucker- und Fettstoffwechsel. Die Manganversorgung erfolgt meist über pflanzliche Lebensmittel. Beeren weisen höhere Gehalte auf, insbesondere *Brombeeren* und *Blaubeeren.*

Phosphor

Im menschlichen Organismus befinden sich mehr als 85 Prozent des Phosphors als Calciumphosphat im Skelett. Organische Phosphorverbindungen sind wichtige Bausteine der lebenden Zellen. Wichtige Energieüberträger sind energiereiche, organische Phosphorsäureverbindungen. Die Botenstoffe der Zellen sind zum Teil Phosphate. Früchte und Gemüse enthalten weit mehr Phosphor als Kalzium.

Himbeeren und *Brombeeren* enthalten mit 44 mg und 30 mg pro 100 g Beeren reichlich Phosphor.

Säuren

Die in den Beeren enthaltenen Fruchtsäuren sind vor allem Apfelsäure und Zitronensäure, bei Brombeeren Isozitronensäure. Cranberries und Preiselbeeren enthalten Benzoesäure, die sie besonders haltbar macht.

Tannine

Tannine, auch Gerbstoffe genannt, gehören zu den sekundären Pflanzenstoffen und kommen in allen Teilen der Pflanze vor. Tannine wirken antibakteriell, adstringierend und antikanzerogen. Die traditionelle Behandlungsweise von Durchfall mit getrockneten *Blaubeeren* beruht größtenteils auf der adstringierenden Wirkung der Tannine auf den Darm. Die entsprechende Wirkung von Tee aus *Brombeer-* und *Himbeerblättern* ist ebenfalls Tanninen zuzusprechen.

Auch für Umschläge bei entzündeten Wunden, für Badezusätze bei Hämorriden, Frostbeulen und Entzündungen der Haut macht man sich die adstringierende Wirkung der Gerbstoffe zunutze.

In jüngster Zeit stehen die antibakteriellen, entzündungshemmenden, krebshemmenden und vor allem antioxidativ wirkenden Eigenschaften der Tannine im Vordergrund medizinischer Forschung.

Vitamin A (Retinol)

Retinol ist Teil des Rhodopsin, des Sehpurpurs, und damit sehr wichtig für die Sehkraft. Retinol trägt zur Erneuerung der Haut und zum gesunden Zellwachstum bei. Es ist wichtig beim Aufbau von Zähnen, Knochen und Geweben. Der durchschnittliche Tagesbedarf liegt bei 0,8–1,00 mg. Vor allem Goji-Beeren sind reich an Vitamin A.

Brombeeren enthalten mit 0,9 mg ausreichend Vitamin A, um mit 100 g Frischgewicht den Tagesbedarf zu decken. 100 g Blaubeeren decken ca. 6 Prozent des Tagesbedarfs an Vitamin A.

Vitamin C

Vitamin C ist ein starkes Abwehrmittel gegen Infektionen und ein starkes Antioxidans. Der Tagesbedarf liegt durchschnittlich bei 100 mg. In der Regel haben Beeren einen mittelwertigen Vitamin-C-Gehalt. Bei Weitem das meiste Vitamin C bei Beeren enthalten schwarze Johannisbeeren (ca. 175 mg pro 100 g Frischgewicht), gefolgt von Himbeeren und Blaubeeren, die in 100 g Frischgewicht immerhin ca. 32 Prozent des Tagesbedarfs decken. Himbeeren enthalten 25 mg Vitamin C pro 100 g Frischgewicht.

Zink

Zink ist Bestandteil verschiedener Enzyme, wichtig bei der Insulinspeicherung und im Immunsystem. Bei Zinkmangel tritt erhöhte Infektionsanfälligkeit auf, die Wundheilung kann sich verzögern. Auch Appetitlosigkeit kann eine Folge von Zinkmangel sein. Zink ist in Obst und Gemüsen nicht besonders stark vertreten, aber *Himbeeren* und *Brombeeren* enthalten verhältnismäßig viel Zink.

Zucker

Die wichtigsten Zuckerarten in Beeren sind Fructose, Glucose und Saccharose. Der Zuckergehalt ändert sich während des Reifeprozesses sehr oft.

Gesundheit bewahren, Krankheiten vorbeugen – wissenschaftliche Erkenntnisse zur Heilkraft der Beeren

In den vergangenen Jahrzehnten hat die wissenschaftliche Forschung nicht nur das traditionelle Wissen unserer Vorfahren über die Heilkräfte der Beeren zum größten Teil bestätigt, sie hat auch neue Anwendungsgebiete erschlossen, auf denen Beeren nachweislich Erstaunliches leisten können. Am spektakulärsten ist vielleicht die positive Wirkung auf degenerative Alterungsprozesse des Gehirns. Aber auch der Schutz der Blutgefäße und damit des ganzen Herz-Kreislauf-Systems, die vorbeugende Wirkung gegen Krebserkrankungen und die erwiesene Heilwirkung bei Harnwegsinfektionen sind von überragender medizinischer Bedeutung, die auch von namhaften Medizinern vielfach bestätigt wird.

Den folgenden Krankheitsbildern sind jeweils die Beerenarten zugeordnet, deren Wirkungen in der Forschung im jeweiligen Fall besondere Bestätigung gefunden haben. Das sind z. B. im eindeutigsten Fall Cranberries, Preiselbeeren und Blaubeeren bei Harnwegsinfektionen.
Bei den meisten Krankheitsbildern wird die positive Wirkung vor allem auf die antioxidative Wirkung der Pflanzenfarbstoffe zurückgeführt. Tatsächlich haben alle hier aufgeführten Beeren antioxidative Eigenschaften, wenn auch in unterschiedlicher Ausprägung. Das kann an der Beerenart liegen oder auch an den unterschiedlichen Umweltbedingungen, denen Pflanze und Beeren ausgesetzt waren. Hier sollen vor allem die

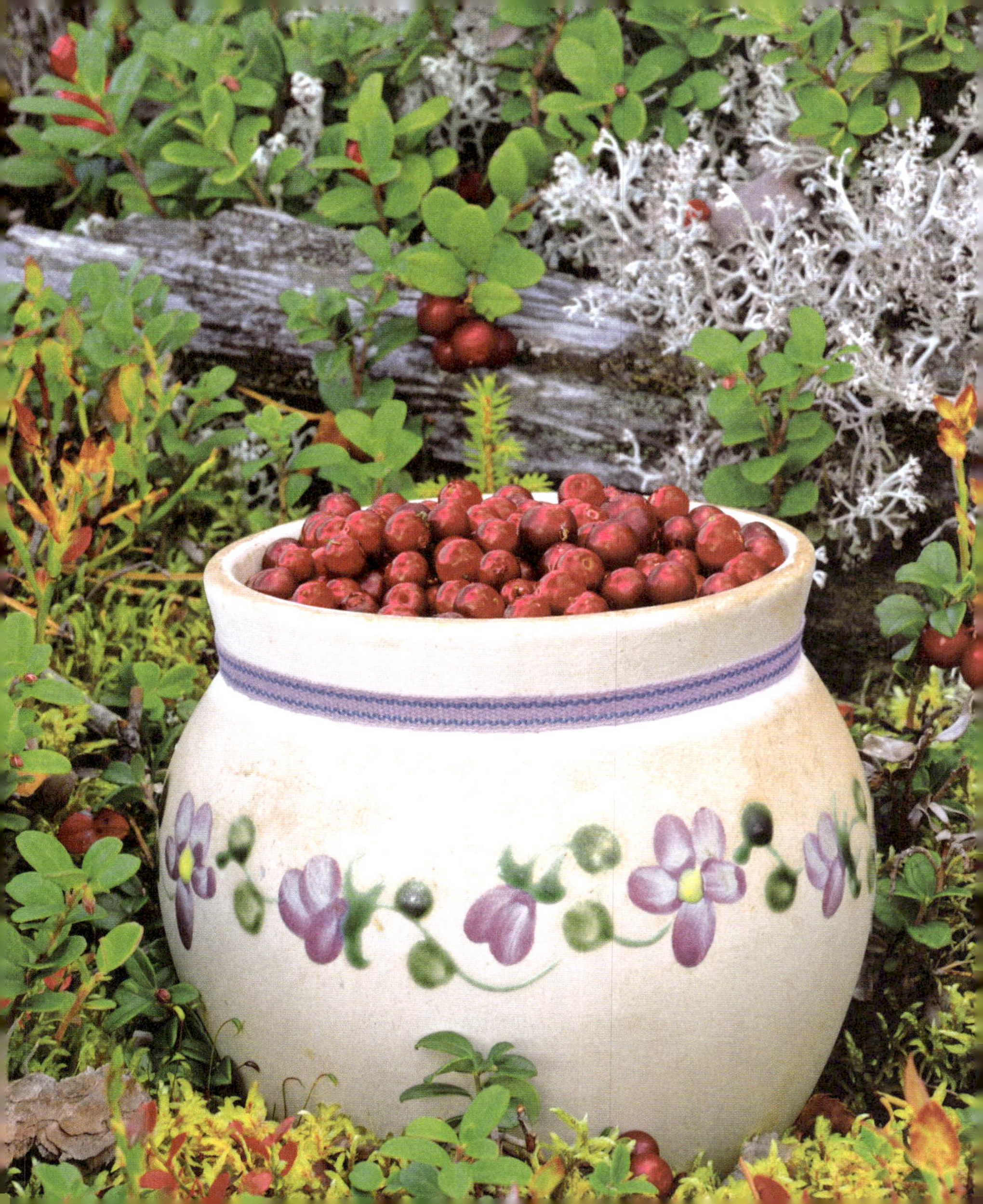

typischen, für die Gesundheit positiven Eigenschaften jeder Beerenart auf jeweils ein oder mehrere bestimmte Krankheitsbilder bezogen werden, so wie es auch die Forschung bestätigt hat.
Diejenigen Forschungsergebnisse, die aus klinischen Tests mit Menschen entstanden sind, sind in der Wertung am höchsten eingestuft. Aber auch Ergebnisse im Labor und Tierversuche haben teilweise eine hohe Relevanz. Tierversuche sind aus ethischer Sicht bedenklich und ihre Berechtigung wird sehr zu Recht infrage gestellt. Viele der besonders interessanten Wirkungen von Beeren sind aber gerade im Tierversuch erwiesen worden, deshalb können diese Studien in diesem Buch nicht unerwähnt bleiben.

Gesundheit ist für uns alle das wichtigste Gut. Unsere Gesundheit ist aber von unterschiedlichsten Faktoren abhängig. Viele können wir nicht oder nur schwer beeinflussen, wie z. B. die Schadstoffe in der Umwelt und die Existenz von ansteckenden Krankheitserregern. Sehr vieles aber können wir selbst für unsere Gesundheit tun – vor allem hängt sie ursprünglich und maßgeblich von dem ab, was wir essen, von unserer Ernährung.

Übergewicht vermeiden

60 Prozent der Bevölkerung in den USA und 50 Prozent der Deutschen haben Übergewicht. Übergewicht ist in der Regel die Ursache falscher Ernährung. Viele Menschen greifen aus Bequemlichkeit oder Zeitmangel zu Fertiggerichten. Diese enthalten in der Regel abgesehen von syntheti-

schen Stoffen vor allem reichlich Geschmacksverstärker wie Zucker und Fette. Regelmäßig im Übermaß genossen schaden Zucker und Fett der Gesundheit erheblich und führen in vielen Fällen zu erhöhten Blutzuckerwerten und einem erhöhten Cholesterinspiegel. Beides kann Ursache schwerer Erkrankungen sein, z. B. von Diabetes, Herz-Kreislauf-Erkrankungen und Leberschäden.

Beeren sind ein ursprüngliches, natürliches Nahrungsmittel, das dem Organismus wertvolle Stoffe zuführt. Alle Beeren sind ausgesprochen kalorienarm.

Zur Zeit beschäftigt sich die Forschung intensiv mit Eigenschaften von Beeren, die einer Übergewichtigkeit entgegenwirken können. Eine In-vitro-Studie aus den USA vom April 2011 konnte nachweisen, dass speziell Blaubeeren die Bildung von Fettgewebe, Fettzellen und Blutfetten im Körper deutlich einschränken können. Im günstigsten Fall um 73 Prozent, im schlechtesten Fall um 27 Prozent.

Die in Beeren enthaltenen natürlichen Zucker wie Glucose, Fructose, Saccharose erhöhen den Blutzuckerspiegel kaum. Ihre Fruchtsäuren, vor allem Zitronensäure und Apfelsäure regen die Speichelproduktion und damit auch die Verdauung an. Wegen des relativ hohen Kaliumgehalts wirken sie entwässernd, der hohe Gehalt an Mineralien regt den Stoffwechsel an. Und sie sind ebenso praktisch wie Fast Food und Convenience Food: Man muss sie weder schälen noch zerkleinern, man kann sie einfach so, wie sie sind, ohne jede Zubereitung essen. Cranberries und Preiselbeeren, die roh sehr herb schmecken, sowie Goji-Beeren sind in getrockneter Form erhältlich. Sie sind ebenso gesund wie frische Früchte und schmecken angenehm herb-süß.

Das Immunsystem stärken

Wir können meist nichts gegen schädliche Umwelteinflüsse tun, wir können aber unser Immunsystem stärken für den Kampf gegen Krankheitserreger und Umweltgifte. Das Immunsystem ist ein äußerst kompliziertes Netzwerk körperlicher Funktionen. Es kann in den Körper eingedrungene Krankheitserreger entfernen und körpereigene krankhafte Zellen zerstören. Der Körper besitzt unterschiedliche Barrieren, die das Eindringen von Krankheitserregern verhindern sollen. Dazu gehören die Haut, die Schleimhäute, die Tränenflüssigkeit der Augen, der Speichel der Mundhöhle, die Magensäure, die fast alle Bakterien und schädliche Mikroorganismen zerstören kann, die Darmflora, die Harnwege und die Harnsäure.

In den Blutgefäßen und Lymphbahnen zirkulieren Zellen des Immunsystems und bekämpfen gezielt Krankheitserreger. Zu diesen Zellen gehören vor allem Granulozyten, die einen Großteil der weißen Blutkörperchen ausmachen, Makrophagen, auch Fresszellen genannt, und viele weitere Zellarten wie Lymphozyten und andere. Diese Zellen können Krankheitserreger erkennen, auch wenn sie nie zuvor mit ihnen in Berührung gewesen sind, sie nehmen sie auf – man nennt das phagozytieren – und »fressen« sie. Ein intaktes Immunsystem kann unterschiedliche Krankheitserreger bekämpfen, einen Krankheitsausbruch verhindern oder eine ausgebrochene Krankheit mildern und schneller überwinden. Die Grundlage eines funktionierenden Immunsystems ist eine gesunde Ernährung. Zu einer ausgewogenen Ernährung gehören vor allem frisches Obst und Gemüse. Alle hier genannten Beeren sind mit ihren Inhaltsstoffen geeignet, das Immunsystem zu stärken. Besonders aber den antioxidativen Kräften der Goji-Beere werden starke positive Wirkungen auf das Immunsystem nachgesagt. Goji-Beeren enthalten viele Polysaccharide, Mehrfachzucker, die das Immunsystem regulieren und stimulieren sollen. Der Genuss von Goji-Beeren soll sogar zu einer Vermehrung der Anzahl der Leukozyten und Fresszellen im Blut führen, die zum Abwehrsystem des Körpers gehören.

Diabetes

Ungefähr fünf Millionen Menschen sollen in Deutschland an Diabetes leiden, die Dunkelziffer der noch unerkannten Fälle wird auf 40–50 Prozent geschätzt. Nach diesen Statistiken wäre fast jeder 10. Deutsche betroffen. Längst sind es nicht nur ältere Menschen, die an Diabetes erkranken, heute sind es mehr und mehr auch junge Menschen. Diabetes gilt als echte Volkskrankheit, manche Quellen sprechen sogar von einer Pandemie.

Diabetes ist eine Stoffwechselerkrankung, die sich in einem erhöhten Blutzuckerspiegel niederschlägt. Der Verdauungsapparat verarbeitet die Kohlehydrate in der Nahrung, z. B. Zucker, Brot, Mehl, Nudeln, Reis und verschiedene Getreideprodukte zu Glucose, die über die Blutbahn im Körper verteilt wird. Die Muskulatur und das Gehirn, die Organe und Zellen des Körpers brauchen Glucose zur ihrer Energieversorgung. Insulin, ein Hormon, das in den sogenannten Langerhansschen Inseln der Bauchspeicheldrüse erzeugt wird, bewirkt, dass die Glucose in die Zellen des Körpers gelangen kann. Kann die Bauchspeicheldrüse nicht ausreichend oder überhaupt kein Insulin erzeugen, kann die Glucose nicht in die Zellen eindringen, sie bleibt im Blut. Sie wird dann über die Nieren mit dem Urin ausgeschwemmt und dem Körper geht Energie verloren.

Man unterscheidet zwischen zwei Haupttypen des Diabetes:
Diabetes 1 wird zu den Autoimmunerkrankungen gezählt: Das körpereigene Immunsystem zerstört die insulinbildenden Zellen, der Körper kann kein Insulin mehr produzieren. Patienten, die an Diabetes 1 leiden, müssen sich Insulin spritzen.
Diabetes 2 wird auch Diabetes mellitus genannt, von griechisch »diabetes«: Durchfluss und lateinisch »mellitus«: honigsüß. Beide Wörter beschreiben die Hauptsymptome: hoher Zuckergehalt des Urins und starker Harndrang. Diabetes mellitus kann sowohl durch erbliche Veranlagung als auch durch äußere Faktoren ausgelöst werden, wie z. B. falsche Ernährung und Bewegungsmangel. Über 90 Prozent aller Diabetiker sind übergewichtig. Bei Diabetes 2 produziert die Bauchspeicheldrüse, bzw. die Langerhansschen Inseln, genügend Insulin, die Zellen des Muskel- und Fettgewebes können das Insulin aber nur unzureichend aufnehmen. Wenn der Körper nicht oder nur schwach auf sein eigenes Insulin reagiert, spricht man von einer Insulinresistenz. Der Körper versucht, diese Resistenz durch eine erhöhte Insulinproduktion aufzuheben, der Blutzuckergehalt des Blutes bleibt so anfangs noch normal. Bei einem längeren Krankheitsverlauf kann die Bauchspeicheldrüse aber durch diese ständige Überproduktion irgendwann »erschöpft« sein und kann dann nicht mehr ausreichend Insulin produzieren. Durch die man-

gelnde Energieversorgung des Körpers treten Müdigkeit, Erschöpfung und Schwäche auf.

Häufige Begleiterscheinungen und Folgeerkrankungen des Diabetes sind Schäden an den Gefäßen und Nervenzellen. Die Glucose, die bei Diabetikern von den Zellen nicht aufgenommen werden kann, erhöht den Blutzuckerspiegel. Ein zu hoher Blutzuckerspiegel »verschmutzt« auf Dauer die Gefäße. Verengte und damit auch brüchige und durchlässige Gefäßwände sind ein Hauptproblem der Diabetiker. Oft sind gravierende Herz-Kreislauf-Probleme die Folge. Die Todesursache von rund 80 Prozent aller Diabetiker sollen Herz-Kreislauf-Erkrankungen sein.

Häufige Folgeerkrankungen des Diabetes sind Schädigung der Nervenbahnen (Neuropathie) und Schädigung der großen und kleinen Blutgefäße (Angiopathie).Vor allem die Augen mit ihren feinsten Blutgefäßen sind betroffen. Eine weitere Folgeerkrankung ist der »Diabetische Fuß«. Geschädigte Gefäße verursachen Durchblutungsstörungen. Das Schmerzempfinden ist stark verringert und die geringsten Anlässe können zu Wunden führen, die oft nicht spontan abheilen.

Bei der Vorbeugung und unterstützenden Behandlung des Diabetes haben sich vor allem *Blaubeeren* bewährt. Sowohl den Blättern als auch den Früchten werden traditionell blutzuckersenkende Wirkungen zugeschrieben.

Einige Autoren führen diese Wirkung vor allem auf das in den Blättern enthaltene Myrtillin B zurück. Sie berichten von einer ungefähr zehnprozentigen Senkung des Blutzuckerspiegels. Damit wäre die Droge aus Blaubeerblättern zwar kein Haupttherapeutikum, aber ein interessantes Begleitpräparat.

Auch die *Beeren* selbst können blutzuckersenkend wirken. An Diabetes erkrankte Blaubeerpflücker haben berichtet, dass sie während der Erntezeit, da sie regelmäßig große Mengen an Kulturblaubeeren zu sich nahmen, sich wesentlich weniger oder gar kein Insulin mehr spritzen mussten.
Blaubeeren können also dazu beitragen, den Blutzuckerspiegel zu senken, die herausragende Wirkung der in den Beeren enthaltenen Anthocyane aber ist die Vorbeugung und auch Linderung von Folgeerkrankungen des Diabetes.

Wissenschaftliche Nachweise
In zahlreichen klinischen Langzeitstudien konnte nachgewiesen werden, dass *Blaubeeren* – und einigen Studien zufolge auch *Goji-Beeren* – verschiedene Begleit- und Folgeerscheinungen des Diabetes positiv beeinflussen können. Das gilt besonders für die *diabetische Retinopathie.* Retinopathie ist eine Erkrankung der Retina, der Netzhaut des Auges, die mit verengten Gefäßen einhergeht. Eine fortgeschrittene Retinopathie kann auch zu Netzhautablösungen und Grünem Star führen. Eine völlige Erblindung kann die Folge sein.
Der medizinisch bedeutsamste Aspekt der *Blaubeeren* bei Diabetikern besteht also in ihren gefäßschützenden und -stärkenden Eigenschaften. In manchen Studien gab es bei 70–90 Prozent der Testpersonen deutliche Verbesserungen.
Die Wirkstoffe der Blaubeere scheinen bereits nach relativ kurzer Einnahmezeit ihre positiven Eigenschaften zu entfalten.
Auch *Goji-Beeren* haben eine erwiesen positive Wirkung bei Diabetes.

Eine In-vivo-Studie von 2005 zeigte auf, dass Goji-Beeren gegen Insulinresistenz wirksam sein können. Als Ursachen für diese Wirkung werden vor allem die antioxidativ wirkenden Inhaltsstoffe sowie der Gehalt an Magnesium, Zink und Selen angegeben.
Im Allgemeinen kann man Diabetikern den reichlichen Genuss frischer Beeren, besonders *Goji-Beeren* und *Blaubeeren*, nur empfehlen. Studienergebnisse zeigen, dass auch verhältnismäßig kleine Änderungen der Lebensführung, wie z. B. zusätzlich zur gewohnten Ernährung 150 g gemischte Beeren am Tag zu essen, viel dazu beitragen können, die Entwicklung von Stoffwechselstörungen sowie ihre Spätfolgen zu mildern. Ein für Diabetiker außerordentlich ermutigendes Ergebnis.

Beeren sind süß und schmecken ausgezeichnet, aber sie können in großen Mengen verzehrt werden, ohne Übergewicht hervorzurufen oder den Blutzucker steigen zu lassen. Besonders Blaubeeren und Goji-Beeren sind ausgezeichnete Nahrungsmittel für Diabetiker.

Harnwegsinfektionen

Harnwege und Blase sind für Infektionen besonders anfällig. Vor allem Frauen mit ihrem wesentlich kürzeren Harnleiter als der der Männer leiden häufig unter immer wiederkehrenden Blasenentzündungen (Zystitis) mit ihren unangenehmen Begleiterscheinungen. Harnwegsinfektionen sollte man nicht auf die leichte Schulter nehmen. Bei häufigen Infekten können die Nieren dauerhaft geschädigt werden.

Blaubeeren sind für Diabetiker besonders empfehlenswert.

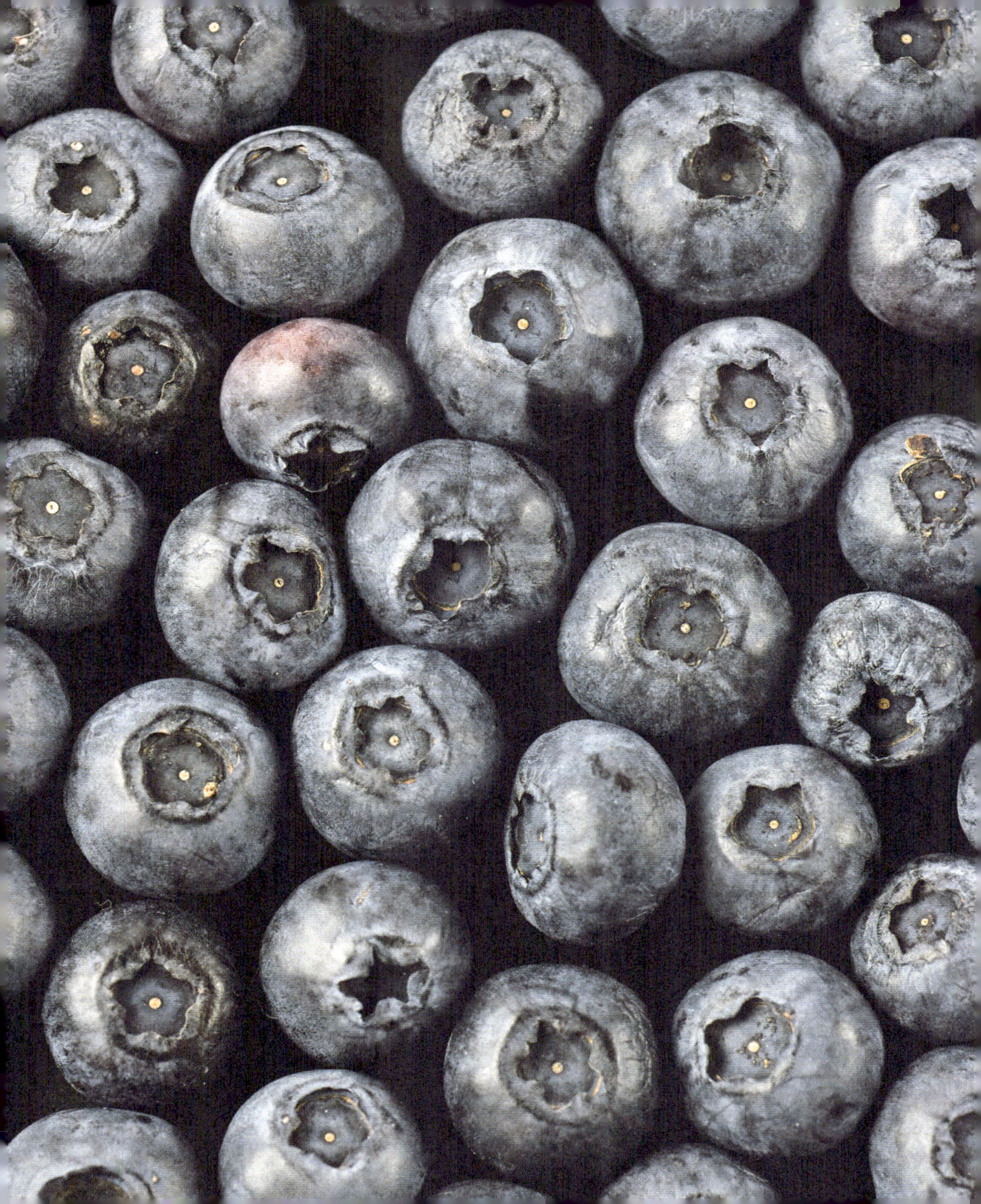

In den meisten Fällen werden Harnwegsinfektionen durch Bakterien verursacht, die von außen in den Harnleiter eindringen. Oft handelt es sich dabei um Kolibakterien. Auch eine Unterkühlung des Unterleibs kann die Ursache sein, z. B. das Anbehalten des nassen Badeanzugs nach dem Schwimmen, das Sitzen auf einem kalten Stein. Eine solche Unterkühlung kann das Eindringen von Bakterien in den Harnleiter erleichtern. Die Symptome sind meist häufiger Harndrang, ohne dass beim Wasserlassen eine größere Menge Urin ausgeschieden wird; das Wasserlassen selbst ist oft von brennendem Schmerz begleitet. Auch trüber Urin und Blut im Urin kann ein Zeichen einer Harnwegsinfektion sein.
Nachgewiesen werden kann eine Harnwegsinfektionen durch eine Urinuntersuchung. Die Therapie besteht meistens im Einnehmen eines antibiotisch wirkenden Medikaments. Auch das Trinken von großen Mengen Flüssigkeit, wobei Bakterien ausgeschwemmt werden, wird häufig empfohlen.

Die Wirkung von Cranberries, Preiselbeeren, Blaubeeren

Für die Gesundheit der Harnwege sind Säfte aus den Vaccinium-Arten *Cranberries, Preiselbeeren* und auch *Blaubeeren* von durchschlagender Wirkung. Die Säfte dieser Beeren haben sich in der klinischen Praxis seit Jahrzehnten bewährt. Die Ursache dafür war allerdings lange Zeit nicht bekannt. Jahrelang hatte man fälschlich angenommen, dass die Säure der Säfte im Urin ein saures Klima schaffe und so die Vermehrung der Bakterien verhindern könne.

Es hat sich gezeigt, dass Preiselbeer-, Cranberry- und Blaubeer-Saft das Anbinden der Bakterien an die Innenwand des Harnleiters und der Blase wirkungsvoll verhindern. Die in den Beeren enthaltenen Anthocyane und Proanthocyane können sowohl die Resistenz gegen Antibiotika als auch das Anbinden von Bakterien an die Zellen des Harnwegssystems verhindern. So können sich die Bakterien nicht mehr vermehren – eine Infektion kann vermieden werden. Die Wirkung von 240 ml Cranberry-Saft hält im menschlichen Urin ungefähr zehn Stunden lang an.

Namhafte Urologen setzen Cranberry-Saft wie auch Preiselbeer- und Blaubeer-Saft in der täglichen Praxis erfolgreich gegen Harnwegsinfekte ein. Auch bei komplizierten Fällen wie Patienten mit Ersatzblasen können Erfolge verzeichnet werden. Die klinische Effizienz sei verblüffend gut.

Augenschwäche

Menschen sind vor allem »Augentiere«. Mit unseren Augen können visuelle Reize blitzschnell erfasst und erkannt werden. Gefahrensituationen z. B. werden uns oft erst dann richtig bewusst, wenn wir bereits reagiert haben. Unser Körperbau, unsere Augen und unsere anderen Sinnesorgane haben sich seit den Zeiten, da wir Sammler und Jäger waren – also seit rund einer Million Jahren – nicht verändert.
Dagegen haben sich unsere Lebensbedingungen in nur knapp 100 Jah-

ren dramatisch geändert. Unsere Augen sind heute täglich Extremsituationen ausgesetzt: Autofahren bei Dunkelheit, der rasche Wechsel von Dunkelheit zu grellem Scheinwerferlicht, der zur Blendung führt, stundenlanges Arbeiten am Computer oder Fernsehen stellt für die Augenleistung eine besonders hohe Belastung dar. Und eine starke Ermüdung der Augen bringt nachlassende Sehkraft mit sich.

Traditionell sind *Blaubeeren* dafür berühmt, dass sie die Nachtsichtigkeit verbessern und visueller Ermüdung entgegenwirken. Nachtpiloten der Royal Air Force im Zweiten Weltkrieg berichteten, dass sie nach dem Genuss von Blaubeeren oder Blaubeermarmelade auf ihren Nachtflügen besser sehen konnten und visuell weniger ermüdeten. Seit jüngerer Zeit ist bekannt, dass auch *Goji-Beeren* – wahrscheinlich weil sie neben ihrem hohen antioxidativen Gehalt besonders viel Carotin und Provitamin A enthalten – einen äußerst positiven Einfluss auf die Augen und das Sehen bei Dämmerung und Nacht haben.

Um die positive Wirkung der *Blaubeeren* auf die Sehkraft – vor allem bei der Nachtsichtigkeit und der Hell-Dunkel-Anpassung – zu überprüfen, wurden in den Sechzigerjahren des 20. Jahrhunderts vor allem in Italien und Frankreich zahlreiche wissenschaftliche Studien unternommen. In China gab es in den Achtzigerjahren und später ähnliche Studien mit *Goji-Beeren*.

Wissenschaftliche Nachweise

Es handelt sich um fast ausschließlich klinische Studien, also Tests mit Versuchspersonen. Klinische Studien sind verglichen mit In-vitro- und In-vivo-Studien (mit Tieren) besonders aussagekräftig. Die Versuchspersonen absolvierten dabei spezielle Tests und/oder sie beantworteten Fragen zu ihrem subjektiven Empfinden.

Die Studien sind zu einem hohen Grad methodisch abgesichert. In einigen Studien wurden normalsichtige, gesunde Personen getestet, in anderen Personen mit Sehstörungen, in einigen beide gemeinsam.

Einige Studien testeten Berufsgruppen wie Piloten, Kampfflieger, Hubschrauberpiloten und Lastwagenfahrer, die häufig beruflich mit Beeinträchtigungen der Sicht bei Dunkelheit und schlechtem Licht, Hell-Dunkel-Kontrasten sowie mit visueller Ermüdung konfrontiert werden.

Fast alle der frühen Studien mit Blaubeeren berichten von Verbesserungen der Sehkraft nach dem Konsum eines Blaubeerpräparates. Die gemessenen Werte der Gruppen, die Blaubeerprodukte bekommen hatten, und auch die subjektive Wahrnehmung der eigenen Sehkraft waren signifikant besser als die der Kontrollgruppen. Diejenigen Personen allerdings, die vorher schon ausgezeichnet gesehen hatten, zeigten nach Einnahme eines Blaubeerpräparates (verständlicherweise) kaum eine Verbesserung ihrer Sehkraft, die mit mittelmäßiger und schlechter Sehkraft hingegen zeigten eine signifikante Verbesserung. Waren gut sehende Testpersonen allerdings visuell ermüdet, berichteten sie von einer deutlichen Verbesserung ihres Sehvermögens nach dem Verzehr eines Blaubeerprodukts.

Piloten, die ein Blaubeerprodukt eingenommen hatten, empfanden subjektiv weniger visuelle Ermüdung nach mehrstündigen Flügen.
In China wurde 1982 eine Studie mit Goji-Beeren über die Hell-Dunkel-Anpassung unternommen. 27 Teilnehmer zwischen 17 und 25 Jahren nahmen fünf Wochen lang täglich 50 g Goji-Beeren zu sich. Alle Probanden zeigten eine Verbesserung in der Hell-Dunkel-Adaptation.
Neueste Studien mit Blaubeeren bestätigen die früheren Ergebnisse: Testpersonen, die reichlich Blaubeer-Saft aus Kulturblaubeeren tranken, konnten ihr Sehvermögen signifikant verbessern, besonders in Situationen, in denen Dunkelheit mit grellem Licht abwechselt – wie z. B. beim Autofahren bei Nacht.

Wie lässt sich die Verbesserung des Sehvermögens durch Beeren erklären?

Die in beiden Beerenarten, in Blaubeeren und Goji-Beeren reichlich vorhandenen Anthocyane bewirken eine schnelle Regeneration von Rhodopsin und Retinol. Rhodopsin wird wegen seiner roten Farbe auch Sehpurpur genannt. Rhodopsin bildet den Sehfarbstoff in der Netzhaut (Retina) der Augen von Menschen und Wirbeltieren. Retinol ist gleichbedeutend mit Vitamin A.
Neuere In-vitro-Studien zeigen, dass Anthocyane und andere Flavonoide direkt mit Rhodopsin interagieren können und die Funktion des Sehpigments optimal einstellen. Von allen körpereigenen Geweben hat die Netzhaut die höchste Stoffwechselfunktion und ist durch oxidativen Stress besonders verletzbar – oxidativer Stress kann zum Absterben von Zellen führen (Apoptose). Anthocyane können die Zellen der Netzhaut

gegen oxidativen Stress schützen und sind so für das Auge besonders wertvoll.
Die unterstützende Wirkung auf die Bildung von Rhodopsin und Retinol sowie die schützenden Eigenschaften vor oxidativem Stress und Zelltod sind wahrscheinlich die Hauptursachen für den positiven Einfluss von Blaubeeren und Goji-Beeren auf die Dämmerungs- und Nachtsichtigkeit.

Die positiven Wirkungen von Blaubeeren auf das Sehen bei Dämmerung und Nacht, auf Hell-Dunkel-Kontraste und besonders auf die Ermüdung der Augen gelten als zweifelsfrei nachgewiesen.

Darmfunktionsstörungen

Für den Stoffwechsel spielt der Darm eine nicht zu unterschätzende Rolle. Er hat die größte Oberfläche an Immungewebe im Körper und etwa 70 Prozent des Immunsystems befinden sich im Darm. Der Darm hat auch den größten Anteil an Schleimhäuten und beeinflusst die Immunität der Schleimhaut in Lunge, Harnwegen und Brustdrüsen. Funktionsstörungen des Darms sind mit chronischen Entzündungsprozessen im Körper verbunden – so wie bei Morbus Crohn, einer chronischen entzündlichen Darmerkrankung –, außerdem bestehen Zusammenhänge mit Nahrungsmittelallergien und Darmkrebs.

Eine traditionell seit Langem bekannte Heilwirkung von *Brombeeren, Himbeeren* und *Blaubeeren* ist ihre positive Wirkung auf den Darm. Getrocknete Blaubeeren als Tee, Aufguss, Tinktur oder einfach gekaut werden traditionell bei Durchfall eingesetzt. Dieses Mittel wirkt so sanft, dass es sogar Kleinkinder gut vertragen. Die in Blaubeeren enthaltenen Tannine (Gerbstoffe) werden für diese Wirkung verantwortlich gemacht.

Tee aus Brombeerblättern, mit Himbeerblättern vermischt oder pur, ist ebenfalls ein traditionelles Heilmittel bei akutem Durchfall. Auch hier sind es die Tannine in den Blättern, die die adstringierende Wirkung hervorrufen.

Im Hohlraum des gesamten Verdauungsapparates sind die Konzentrationen von Inhaltsstoffen der Nahrung, also auch von Anthocyanen, weit höher, als sie es jemals im Blutplasma oder in anderen Körpergeweben sein können. Deshalb ist eine positive Wirkung auf den Verdauungsapparat durch die Antioxidantien in Beeren höchst wahrscheinlich.

Der Darm ist ständig Mikroben und in der Nahrung enthaltenen Stoffen ausgesetzt. Die vor allem in den Vaccinium-Arten Blaubeeren, Cranberries und Preiselbeeren so besonders zahlreich vorkommenden Tannine (s. S. 53) haben Eigenschaften, die das Anhaften von krankheitserregenden Zellen und Mikroben verhindern. Beerentannine können direkt im Darm entzündungshemmend wirken. Tannine haben auch nachweislich krebshemmende Eigenschaften – sie können das Risiko von Magenkrebs, Darmkrebs und Mast- oder Enddarmkrebs deutlich verringern.

Demenz und Alzheimer

Viel mehr Menschen als früher werden über 80, 90 und sogar 100 Jahre alt. Ursachen sind unter anderem eine bessere medizinische Versorgung, gute Lebensbedingungen und eine qualitativ hochwertige Ernährung. Viele alte Menschen sind jedoch in ihren geistigen wie körperlichen Fähigkeiten eingeschränkt und auf Hilfe angewiesen.

Die häufigsten Folgen des Nachlassens der Gehirnleistungen im Alter

- Vergesslichkeit: vor allem das Kurzzeitgedächtnis ist betroffen.
- Ein Verlust räumlicher Orientierung: viele alte Menschen finden sich oft nicht mehr in ihrer Umgebung zurecht.
- Defizite in der körperlichen Motorik und Koordination: alte Menschen gehen oft unsicher, stolpern und fallen leicht und können sich dabei schwer verletzen.

Bis vor wenigen Jahren galten degenerative Prozesse im Gehirn, wie sie während des Alterungsprozesses auftreten können, als irreversibel, als unumkehrbar, und auch als nicht vermeidbar. Tatsächlich ist es aber möglich – das haben Forscher in intensiver wissenschaftlicher Arbeit nachgewiesen –, »nur« durch eine geeignete Zusatznahrung, die vor allem Antioxidantien enthält, diesen Prozessen vorzubeugen, sie aufzuhalten und sogar in manchen Fällen rückgängig zu machen.

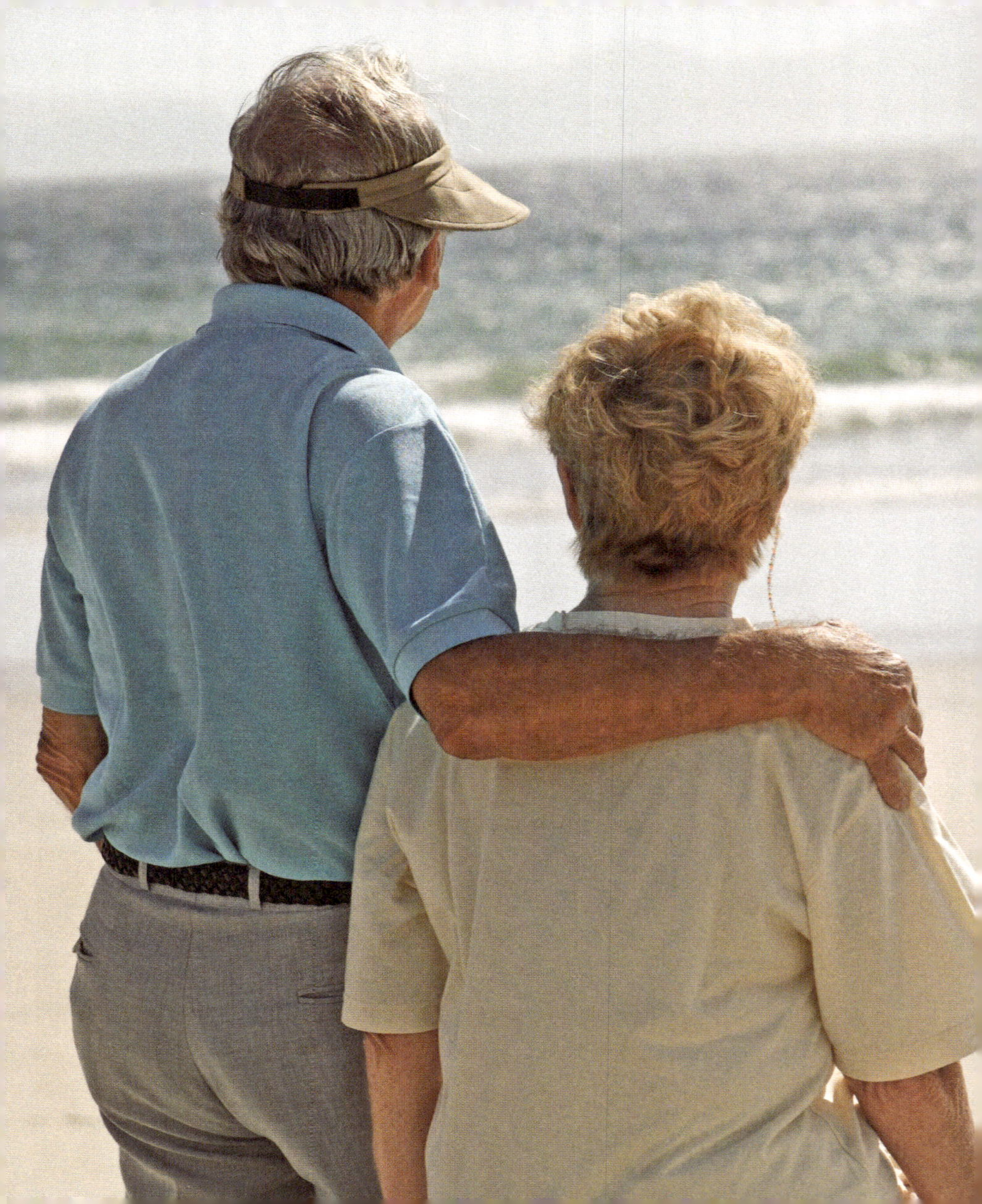

Warum lässt die Leistung des Gehirns im Alter nach?

Während des biologischen Alterungsprozesses lassen bei Mensch und Tier unterschiedliche Fähigkeiten nach. Das gilt für *motorische*, den Bewegungsapparat betreffende Fähigkeiten und *kognitive*, das Denken, die Erkenntnis, das Lernen betreffende Fähigkeiten.

Degenerative Krankheiten des Nervensystems wie Demenz, Alzheimer, Huntington und Parkinson treten hauptsächlich als Begleiterscheinung und Folge des Alterungsprozesses auf, aber auch entzündliche Prozesse können diese Krankheiten auslösen.

Erst seit ca. 20 Jahren wissen wir mit Sicherheit, dass *oxidativer Stress* die Hauptursache für Alterungsprozesse ist und dass antioxidativ wirkende Lebensmittel oxidativen Stress verringern können. Im Alter verlieren die natürlichen körpereigenen Abwehrmechanismen gegen oxidativen Stress an Kraft, der Organismus kann nicht mehr ausreichend Antioxidantien produzieren. Das Gehirn ist durch die zerstörenden Wirkungen oxidativer Schädigung besonders verletzbar. Verletzte Nervenzellen wiederum fördern die Entwicklung degenerativer Erkrankungen wie der Alzheimerkrankheit oder Demenz.

Gehirnleistung und die Entstehung neuer Nervenzellen

Übertragungen von Lern- und Gedächtnisinhalten finden vorwiegend im *Hippocampus* statt. Der Hippocampus ist in jeder Hirnhemisphäre einmal vorhanden, also paarig angelegt.

Der Hippocampus ist auch der Teil des Gehirns, in dem *Neurogenese* stattfindet. Neurogenese bedeutet das Entstehen – wörtlich: die Geburt – neuer Nervenzellen. Sie ereignet sich vorwiegend während der kind-

Während des biologischen Alterungsprozesses lassen unterschiedliche Fähigkeiten nach.

lichen und jugendlichen Entwicklung von Menschen und Tieren. Im Hippocampus findet auch die sogenannte *synaptische Plastizität* statt – darunter versteht man die Bildung neuer Verbindungen zwischen bestehenden Nervenzellen. Die synaptische Plastizität hängt eng mit dem Erwerb neuer Gedächtnisinhalte zusammen.
Während man noch vor ca. 20 Jahren Neurogenese bei Erwachsenen für ausgeschlossen hielt, gilt es heute als erwiesen, dass im Hippocampus auch bei erwachsenen Menschen und Tieren neue Nervenzellen entstehen können. Die neu entstandenen Zellen spielen mit großer Wahrscheinlichkeit eine wichtige Rolle bei Lernprozessen und Gedächtnisleistungen.
Die Verschlechterung des räumlichen Gedächtnisses im Alter führt man auf ein Nachlassen der synaptischen Plastizität im Hippocampus zurück. Die Nervenzellen eines alternden Gehirns sind häufig unfähig, neue Verbindungen einzugehen und bewirken so Gedächtnisverluste.

Gibt es ein Mittel, das die Bildung neuer Zellen fördert und die Fähigkeit der Zellen, neue Verbindungen einzugehen? Es klingt fast unglaublich, aber tatsächlich können die in Beeren enthaltenen Stoffe diese Prozesse im Gehirn unterstützen – auch in alten Gehirnen.

Wissenschaftliche Nachweise

In zahlreichen, hochinteressanten Tierversuchen mit Ratten, alten, jungen, normal gut und sehr gut ernährten, die über einen längeren oder kürzeren Zeitraum eine Zusatzernährung aus an Antioxidantien reichen Beeren wie *Blaubeeren* und später auch *Brombeeren* bekamen, konnte nachgewiesen werden, dass die Inhaltsstoffe beider Beerenarten sowohl motorische als auch kognitive Fähigkeiten bei altersbeeinträchtigten Ratten sehr wirksam verbessern können. Zu den motorischen Fähigkeiten zählen Balance, Geschicklichkeit, Kraft, Koordination und Ausdauer. Die kognitiven Fähigkeiten betreffen das Erkennen, Erfassen und Lernen, zu ihnen zählen räumliches Lernen, das Gedächtnis und die Lernfähigkeit im Allgemeinen. Beeren, die besonders reich an Anthocyanen sind, können also die komplexen Prozesse im Hippocampus wie Zellteilung und -vermehrung, die Fähigkeit der Nervenzellen, neue Verbindungen einzugehen und die Entstehung neuer Zellen positiv beeinflussen. Diese Prozesse sind maßgeblich für Lern- und Gedächtnisleistungen, für räumliche Orientierung und motorische Leistungen verantwortlich.

Die Kommunikation zwischen den Nervenzellen findet über bestimmte Botenstoffe statt, den sogenannten Neurotransmittern. Bei einer Alzheimerkrankheit spielen u.a. vor allem die Botenstoffe Glutamat und Acetylcholin eine wichtige Rolle. Glutamat ist der wichtigste erregende Botenstoff im zentralen Nervensystem der Wirbeltiere. Es kommt nur im Gehirn vor und wird vom Körper selbst gebildet. Glutamat sorgt dafür, dass Lernprozesse und Gedächtnisvorgänge stattfinden können. Bei einer Alzheimerkrankheit ist die Freisetzung und die Aufnahme von Glutamat gestört. Dadurch können Signale nicht mehr richtig erkannt und weitergeleitet werden. Acetylcholin ist ein weiterer wichtiger Neurotransmitter. Es vermittelt zum Beispiel die Erregungsübertragung zwischen Nerv und Muskel. Im Laufe der Erkrankung wird immer weniger

Acetylcholin produziert. Dies führt zu Störungen bei Lern- und Erinnerungsprozessen.

Es kann inzwischen als gesichert gelten, dass eine Ernährung, die reich an Anthocyanen und anderen Pflanzenfarbstoffen ist, wie sie speziell in Blaubeeren, Brombeeren und Goji-Beeren vorkommen, diejenigen Prozesse im Gehirn fördert, die für das Lernen und die Gedächtnisleistung zuständig sind. Durch eine anthocyanreiche Ernährung wäre also eine grundlegende Vorbeugung gegen Krankheiten wie Alzheimer, allgemeine Demenz und Parkinson möglich. Erste klinische Studien an Menschen haben diese Vermutung bestätigt.

Die Dosis, die bei Ratten eine signifikante Verbesserung der Gedächtnisleistung und der Motorik hervorrufen konnte, entsprach für einen Menschen einer halben Tasse Blaubeeren oder Brombeeren am Tag. Die Verbesserung blieb über einen Zeitraum hinweg stabil, der, in Menschenjahren gemessen, ungefähr zehn Jahren entspricht.

Im klinischen Test mit Testpersonen genügten zwei bis zweieinhalb Gläser Blaubeer-Saft am Tag, um eine Verbesserung der Gedächtnisleistung zu erreichen.

Wer sich vor den typischen Alterserkrankungen schützen will, sollte also die nachlassenden Abwehrkräfte durch antioxidativ wirkende Lebensmittel ergänzen – sie am besten bereits in der Jugend und in den mittleren Jahren stärken. Stark wirksame Antioxidantien sind vor allem Vitamin C und E und verschiedene Pflanzenwirkstoffe, besonders aber die in *Blaubeeren* und *Brombeeren* reichlich enthaltenen Pflanzenfarbstoffe Anthocyane. Auch *Goji-Beeren* wirken stark antioxidativ und helfen Alterungsprozessen des Gehirns vorzubeugen.

Herz-Kreislauf-Erkrankungen

Herz-Kreislauf-Erkrankungen sind eine der häufigsten Zivilisationskrankheiten unserer Gesellschaft, neben Krebserkrankungen sind sie die weltweit häufigste Todesursache. Die Gesunderhaltung des Herz-Kreislauf-Systems und der Blutgefäße ist deshalb lebensnotwendig.
Herz und Kreislauf sind die »Motoren«, die unseren Körper am Leben erhalten. Das Zusammenspiel des Herzmuskels mit dem Blutkreislauf in den Gefäßen sichert das Überleben des Organismus, jegliche Störung kann lebensbedrohlich sein.
Das sogenannte kardiovasculäre System, der Blutkreislauf, besteht aus dem Herzen und den Blutgefäßen. Blutgefäße, die zum Herzen führen, heißen Venen, die vom Herzen wegführenden heißen Arterien. Je weiter die Blutgefäße vom Herzen entfernt sind, desto verzweigter werden sie und desto kleiner wird ihr Durchmesser.
Der Blutkreislauf versorgt den Stoffwechsel jeder einzelnen Körperzelle. Aus der Verdauung gewonnene Nährstoffe wie Fette, Zucker, Eiweiß gelangen durch die Wand des Dünndarms in den Blutkreislauf und werden in die einzelnen Gewebe transportiert, um dort je nach Bedarf verbraucht, weiterverarbeitet oder gespeichert zu werden.
Das Innere der Blutgefäße, der Hohlraum, durch den das Blut fließt, wird Lumen genannt. Die innere Wand der Blutgefäße Intima. Die Intima ist zum Lumen hin mit Zellen ausgekleidet, die man als Endothel bezeichnet. Sämtliche Blutgefäße des Körpers sind mit Endothelzellen ausgekleidet. Das Endothel oder Endothelium hat unterschiedliche und für die Gesunderhaltung des Organismus äußerst bedeutsame Funktionen.

Das Endothelium reguliert den Stoffaustausch zwischen Gewebe und Blut. Es beeinflusst den Blutdruck, indem es Substanzen produziert, die das Zusammenziehen und Entspannen – die Vasokonstruktion und die Vasodilatation – regulieren. Weiter beeinflusst das Endothel die Fließfähigkeit des Blutes, indem es Gerinnungsprozesse hemmt oder aktiviert. Auch bei Entzündungsprozessen spielt das Endothel eine wichtige Rolle, ebenso bei der Bildung neuer Gefäße (Angiogenese) aus vorhandenen Blutgefäßen. Auch das Funktionieren der Blut-Hirn-Schranke, die das Gehirn vor schädlichen Stoffen im Blut schützt, ist auf einen intakten Kreislauf und intakte Gefäße angewiesen.
Eine Verletzung des Endothels hat immer gravierende Folgen für die Gesundheit. Verletzungen des Endothels werden auch für die häufigsten Erkrankungen der Gefäße verantwortlich gemacht, nämlich Arteriosklerose und die Verklumpung der Blutplättchen, die zu Thrombosen führen können.

Arteriosklerose, auch umgangssprachlich Arterienverkalkung genannt, ist eine sehr schwere und häufig vorkommende Krankheit. In den westlichen Industrienationen sterben die meisten Menschen an ihren Folgen.
Arteriosklerose entwickelt sich langsam und verläuft oft über Jahrzehnte völlig ohne Symptome. Dann aber kann sie sich plötzlich durch Blutgerinnsel (Thrombosen), Schmerzen in der Brust, ausgelöst durch Durchblutungsstörungen des Herzens (Angina Pectoris), Herzinfarkte oder Schlaganfälle bemerkbar machen.
Bei der Arteriosklerose verdicken und verhärten sich die Gefäßwände.

Ursache sind Bindegewebswucherungen, Einlagerungen von Cholesterin, Fettsäuren und Kalk in den Zellen. Dadurch verengen sich die Gefäße und verlieren ihre Elastizität.
Ursachen von Arteriosklerose können Verletzungen des Endothels sein – die vor allem auch durch freie Radikale verursacht werden, also mit oxidativen Prozessen verbunden sind – oder auch die Oxidation von LDL.

Die zweite Hauptursache von Herz-Kreislauf-Erkrankungen ist die *Verklumpung von Blutplättchen (Thrombozyten).*
Blutplättchen oder Thrombozyten sind die kleinsten aller Blutkörperchen. Sie sind besonders für die Blutgerinnung wichtig. Ursache einer Verklumpung der Blutplättchen ist meist eine Verletzung des Endothels. In einer ersten, noch reversiblen Stufe (Thrombozytenadhäsion) lagern sich die Blutplättchen an der verletzten Stelle an und ballen sich zusammen. In der zweiten und irreversiblen Phase verklumpen die Blutplättchen (Thrombozytenaggregation) und verstopfen das Gefäß, sie bilden einen Thrombus. Die Folgen dieser Verstopfung nennt man Thrombosen.

Die Hauptursachen von Arteriosklerose und Thrombosen sind zellschädigende oxidative Reaktionen, entzündliche Prozesse und oxidativer Stress. Deshalb hat es die Forschung bewogen, die Wirkung antioxidativ wirkender Stoffe, z.B. der Anthocyane und Hydroxyzimtsäuren, auf die Zellen des Endothels zu untersuchen. Sie sind besonders reichlich in Blaubeeren und Cranberries vorhanden, aber auch in Rotwein oder Holunderbeeren. Auch über die Wirkung von Goji-Beeren gibt es einzelne Studien zu diesem Thema.

Wissenschaftliche Nachweise

Menschliche Endothelzellen wurden entweder mit Blaubeer- oder Cranberry-Extrakten bebrütet (inkubiert) und dann entweder oxidativem Stress oder entzündlichen Vorgängen ausgesetzt.

Bei der antioxidativen Aktivität innerhalb der Zellen zeigte sich eine deutlich reduzierte Produktion von freien Radikalen. Es zeigte sich, dass sowohl Anthocyane aus beiden Beerenarten, Blaubeeren und Cranberries, als auch die Hydroxyzimtsäuren beider Beerenarten die Zellmembran (äußere Haut der Zelle) wirksam vor der Oxidation von LDL (transportiert die größten Cholesterinanteile im Blut) schützen konnten.

In weiteren Studien wurde die Wirkung von Anthocyanen auf entzündliche Prozesse untersucht. Diese wurden durch entzündungsfördernde körpereigene Substanzen ausgelöst. Anthocyane aus Blaubeeren und Cranberries konnten Endothelzellen sowohl gegen oxidativen Stress als auch entzündliche Prozesse schützen. Pflanzenfarbstoffe können also die Anfänge und die Entwicklung von Gefäßerkrankungen wirksam verhindern. Vor allem das Anthocyan Delphinidin scheint diese positive Wirkung auszulösen.

So schützen Beeren vor Bluthochdruck und Schlaganfällen

Schlaganfälle sind häufig Folge von durch Arteriosklerose »verstopfte« Halsschlagadern und Bluthochdruck. Die Schäden, die Schlaganfälle im Gehirn verursachen, bestehen oft in weitreichenden Zerstörungen von Zellen mit nachfolgenden Ausfallerscheinungen wie dem Verlust von Sprache, motorischen Störungen und Lähmungserscheinungen.

Bluthochdruck ist ein Risikofaktor für Gefäßerkrankungen, da der Druck

Cranberries können – wie auch Blaubeeren – vor entzündlichen Prozessen schützen.

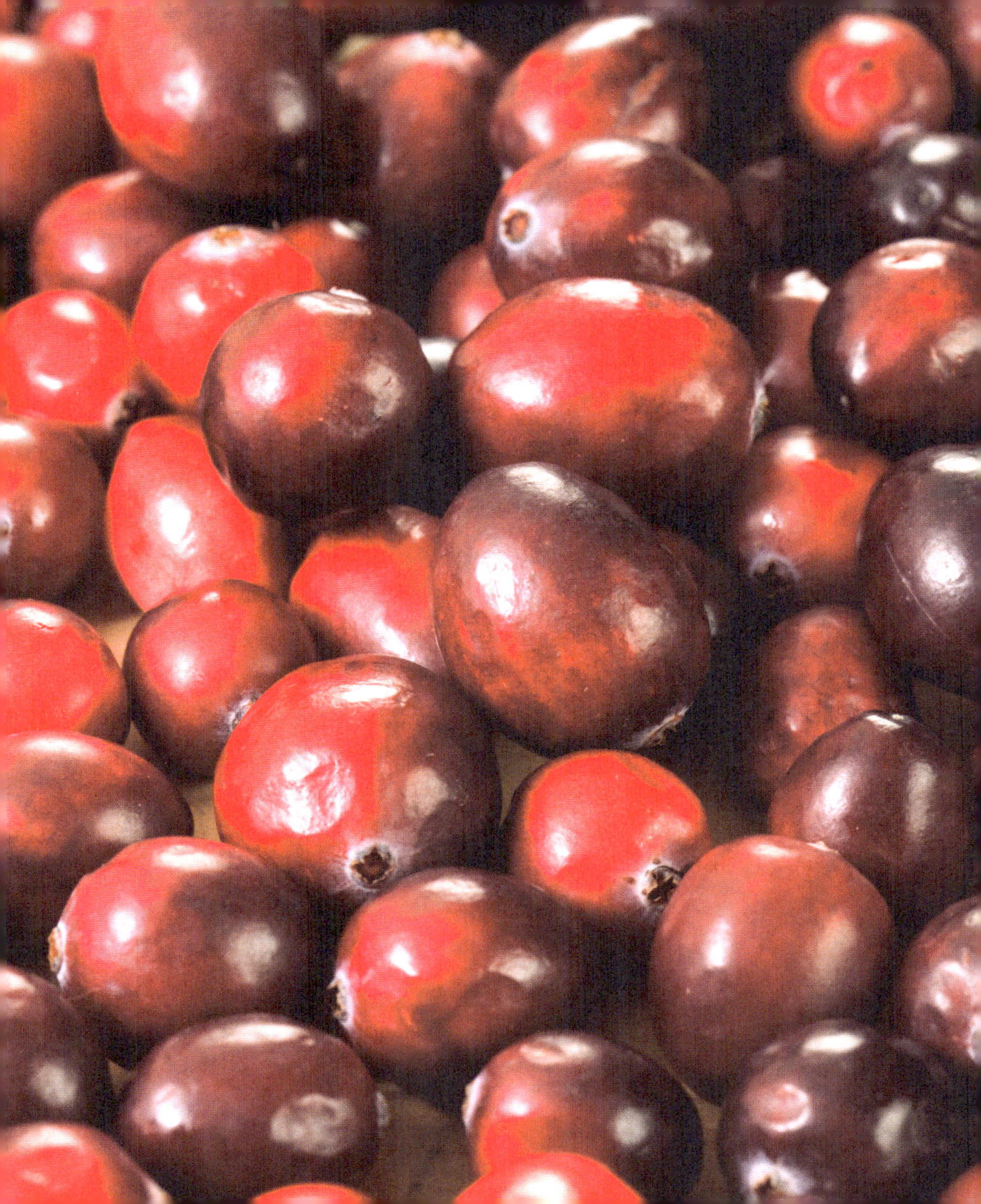

auf die Blutgefäße eine Brüchigkeit der Gefäßwände bewirken kann. Goji-Polysaccharide (Mehrfachzucker) konnten in einer In-vivo-Studie aus China von 1998 den systolischen Blutdruck um 23 Prozent senken, den diastolischen um 21 Prozent. In einem anderen Tierversuch wurde geprüft, ob eine Diät aus Blaubeeren die Gefäße bei Bluthochdruck schützen kann. Zum Vergleich wurde eine Diät aus Vitamin E und Spinat verabreicht. Nur der Blaubeerextrakt konnte die von einer toxischen Dosis Sauerstoff herbeigeführte Brüchigkeit der Gefäße wirkungsvoll vermindern.

Anthocyane können Gehirnzellen vor den Auswirkungen eines Schlaganfalls schützen. Bei Ratten, die keine Blaubeerdiät bekommen hatten, wurden bei einem Schlaganfall 40 Prozent der Nervenzellen zerstört, bei der Gruppe, die sechs Wochen lang eine Blaubeerdiät bekommen hatte, waren es nur 17 Prozent.
Anthocyane in Beeren können also im Tierversuch die Auswirkungen eines Schlaganfalls deutlich verringern.
Diese Ergebnisse wurden in weiteren Studien bestätigt. Die Autoren schließen daraus, dass eine dauerhafte Diät aus Beeren, die reich an Anthocyanen sind, den durch einen Schlaganfall hervorgerufenen Zelltod (Apoptosis) verringert und den Infarkt im Gehirn insgesamt weniger stark ausfallen lässt.

Beeren können den Cholesterinspiegel senken

In Kanada unternahm eine Forscherin eine bemerkenswerte Studie über die Wirkung von Anthocyanen auf den Organismus von gesunden jun-

gen Schweinen. Unter anderem sollten auch die Wirkungen von Anthocyanen auf das Verhalten von Blutplättchen (Thrombozyten) erforscht werden. Schweine sind in ihrem Verdauungs- und Herz-Kreislauf-System dem Menschen besonders ähnlich. Deshalb wurden Schweine als Versuchstiere gewählt.
Die Ergebnisse waren nicht eindeutig, aber sozusagen als »Nebeneffekt« stellte man fest, dass Beeren, in diesem Fall Kulturblaubeeren, den Cholesterinspiegel senken können.
Bei denjenigen Schweinen, die 2 Prozent Blaubeeren-Zusatznahrung erhalten hatten, war der totale Cholesterinwert um 11,7 Prozent niedriger als bei der Kontrollgruppe, der LDL-Wert – das »böse Cholesterin« – war um 15,1 Prozent niedriger, der HDL-Wert um 8,3 Prozent. Da sich das Kreislaufsystem von Schweinen kaum von dem des Menschen unterscheidet, ist dies ein besonders bemerkenswertes und aussagestarkes Ergebnis.

1998 fand in China eine klinische Studie über die Wirkung von Goji-Beeren auf die Oxidation von Cholesterinen statt. 50 Versuchspersonen zwischen 64 und 80 Jahren bekamen zehn Tage lang täglich 50 g Goji-Beeren. Nach zehn Tagen war der Anteil der oxidierten Blutfette um 65 Prozent gesunken.

Bei fast allen erwähnten Erkrankungen sind die Blutgefäße unmittelbar betroffen. Daraus könnte man schließen, dass die gesundheitsfördernde Wirkung der Inhaltsstoffe von Beeren bei

all diesen Krankheitsbildern besonders in ihrem schützenden Einfluss auf die Gefäße besteht, insbesondere im Schutz des so lebenswichtigen Endothels.
Die Forschung jedenfalls kommt zu dem klaren Ergebnis, dass ein regelmäßiger Verzehr von Nahrungsmitteln, die reich an Pflanzenfarbstoffen sind, langfristig vor Gefäßerkrankungen und entzündlichen Prozessen schützen kann.

Krebserkrankungen

Krebs ist eine schwere, oft tödlich verlaufende Krankheit – neben Herz-Kreislauf-Erkrankungen ist Krebs weltweit die zweithäufigste Todesursache. Krebs gilt im Allgemeinen als degenerative Alterskrankheit, er kann aber auch junge Menschen, sogar Kinder betreffen. Wenn es zur Krebsvorbeugung auch wenig gesichertes Wissen gibt, so gilt es doch als erwiesen, dass eine »richtige« Ernährung und Lebensweise bisher die besten Chancen bietet, nicht an Krebs zu erkranken.

Wie kann es zu Krebserkrankungen kommen?
Krebs ist der Sammelbegriff für Krankheiten, bei denen Körperzellen unkontrolliert wachsen, sich teilen und vermehren und dabei gesundes Gewebe zerstören. Eine Krebserkrankung ist gekennzeichnet von einer Störung des Gleichgewichts im Zellzyklus von Wachstum und Teilung der Zellen und dem Zelltod (Apoptose). Krebserkrankungen können unter-

schiedliche Ursachen haben wie z.B. eine genetische Veranlagung, Virusinfektionen, der Umgang mit krebsfördernden Giften, krebsfördernde Strahlen, besonders atomare Strahlung – das größte Risiko, an Krebs zu erkranken, ist aber das Alter. Im Alter treten immer häufiger oxidative Sauerstoffreaktionen auf, die zu den unterschiedlichsten Krankheiten führen können, eben auch zu Krebs. Der alternde Körper ist also vermehrt auf die Zufuhr von Antioxidantien angewiesen. Können Antioxidantien aus Gemüse und Früchten wie z.B. Beeren aber tatsächlich etwas gegen Krebszellen und ihre zerstörerischen Aktivitäten ausrichten?

Wissenschaftliche Nachweise

Es liegen sehr viele Studien vor – meist In-vitro- und In-vivo-Studien, aber auch einige klinische Studien, die erforschten, wie Beeren-Stoffe auf Krebszellen und Tumore wirken, auf das Zellwachstum und die Zellteilung (Proliferation), die Neubildung von Gefäßen (Angiogenese) und den Zelltod (Apoptose).

Bei In-vitro-Studien stellt sich generell die Frage, ob Anthocyane im menschlichen Blut überhaupt eine so hohe Konzentration erreichen können wie sie im Versuch den Krebszellen beigegeben wird und ob die möglichen Konzentrationen ausreichen, die krebshemmende Wirkung zu erreichen, die In-vitro stattfindet. Indessen haben aber zahlreiche In-vivo-Studien und einige klinische Studien die antikanzerogenen Wirkungen von Beeren und ihren Inhaltsstoffen bestätigt.

Besonders Brombeeren, Himbeeren, Blaubeeren und Cranberries haben laut einer In-vitro-Studie von 2006 in den USA eine tumorhemmende und antikanzerogene (krebshemmende) Wirkung.

Der Grund ist vermutlich der hohe Anteil an Ellagsäuren (s. S. 48). In anderen Studien haben sich auch *Goji-Beeren* als antikanzerogen erwiesen.

Speziell verschiedene Vaccinium-Arten prüfte 1996 eine In-vitro-Studie auf ihre krebshemmende Wirkung, nämlich Lowbush Blueberries (*Vaccinium angustifolium*), europäische Wildblaubeeren, (*Vaccinium myrtillus*), Cranberries (*Vaccinium macrocarpon*) und Preiselbeeren (*Vaccinium vitis-ideae*), bzw. Rohauszüge aus diesen Beeren. Alle die hier geprüften Vaccinium-Arten zeigten im Laborversuch die Fähigkeit, die Entwicklung von Krebszellen signifikant einzuschränken.

Extrakte aus folgenden anthocyanreichen Beerensorten: Brombeeren, europäische Wildblaubeeren, Lowbush Blueberry, Highbush Blueberry, Preiselbeeren, Erdbeeren, schwarze Johannisbeeren, rote Johannisbeeren und Cowberries (eine preiselbeerähnliche Beerenart) wurden auf ihre Eigenschaft geprüft, den Zelltod (Apoptose) von Leukämie- und Darmkrebszellen zu fördern.
Alle Arten waren wirksam, der Beerenextrakt aus europäischen Wildblaubeeren aber verhinderte die Entwicklung von Krebszellen am stärksten. Wildblaubeeren haben im Vergleich zu Kulturbeeren einen besonders hohen Gehalt an wertvollen Pflanzenfarbstoffen.

Eine weitere In-vitro-Studie prüfte die krebshemmende Wirkung von verschiedenen Sorten Kulturblaubeeren, Himbeeren und Erdbeeren. Die Autoren der Studie verwendeten Extrakte aus tiefgefrorenen Früchten. Erprobt wurde die Wirkung an Zellen von Brust- und Gebärmutterhalskrebs. Alle Beeren verhinderten signifikant das Wachstum dieser Krebszellen.

In einer hochkomplexen Studie ist es gelungen, den molekularen Nachweis für eine krebshemmende Wirkung von Anthocyanen zu erbringen. Dabei prüfte sie die einzelnen Anthocyane, Delphinidin, Petunidin, Cyanidin, Pelargonidin, Peonidin und Malvidin. Dabei zeigte Delphinidin vor Petunidin und Cyanidin die stärkste antikanzerogene Wirkung. Die Autoren kommen zu dem Ergebnis, dass schon ein moderater Genuss von konzentrierten Anthocyanen, wie sie vor allem in Beeren – besonders in den Wildformen – reichlich vorhanden sind, das Ausbrechen von Krebserkrankungen verhindern kann.

Angiogenese (die Geburt oder Entstehung von Gefäßen) ist neben der Zellteilung und dem Zellwachstum von Krebszellen ein wichtiges Kriterium für das Wachsen eines Krebstumors.
In einem Laborversuch konnte nachgewiesen werden, dass Beeren den Wachstumsfaktor der Gefäße, die ein Tumor für seine Entwicklung braucht, stark verringern können. Verwendet wurden Wild Blueberries, europäische Wildblaubeeren, Himbeeren, Cranberries, Holunder und Erdbeeren.

Alle der vorliegenden im Labor durchgeführten Studien kommen zu dem Schluss, dass Anthocyane, wie sie besonders reichlich in Beeren vorkommen, und besonders auch Ellagsäuren bzw.

Ellagitannine das Wachstum von Krebszellen sehr wirksam verhindern oder einschränken können. Tannine (Gerbsäuren) aus unterschiedlichen Beeren haben eine erwiesene krebshemmende und entzündungshemmende Wirkung, besonders auf den Darm.
Auch in Tierversuchen wurde die antikanzerogene Wirkung von Beeren bestätigt.

In einer In-vivo-Studie von 2006 wurde die Wirkung von Himbeeren, Brombeeren und Erdbeeren auf die Entwicklung und das Fortschreiten von Speiseröhrenkrebs erforscht. Als antikanzerogene Inhaltsstoffe werden neben Ellagsäuren und Anthocyanen auch Folsäuren, Vitamin A, C und E, Kalzium, Silenium, Beta-Karotine und Lutein genannt. Bei Versuchstieren, denen krebserregende Substanzen bzw. Krebszellen injiziert worden waren, konnten alle drei Beerenarten das Entstehen von Tumoren um 25 bis 56 Prozent verhindern. Bei bereits bestehenden Tumoren konnten eine Zusatznahrung aus Beeren deren Fortschreiten um 31 bis 64 Prozent verhindern. Die Forscher geben an, nach den Tierversuchen die Inhaltsstoffe von Beeren auch bei Menschen mit Speiseröhrenkrebs zu erproben – leider liegen bislang keine Ergebnisse vor.

An einer klinischen Studie von 1994 in China nahmen 79 Probanden mit unterschiedlichen Krebsarten im fortgeschrittenen Stadium teil. Ein Teil der Versuchspersonen bekam zusätzlich zu einem Immunpräparat Goji-Polysaccharide. Bei 49 Prozent der Goji-Patienten zeigte sich eine Besserung gegenüber 16 Prozent bei der Kontrollgruppe. Die Forscher kamen zu dem Ergebnis, dass Goji-Polysaccharide als begleitendes Krebs-Therapeutikum angewendet werden können.

Wie wichtig die Rolle der Ernährung für Krebserkrankungen ist, zeigt eine klinische Langzeitstudie. Über einen Zeitraum von fast neun Jahren wurden 1830 Fälle von Lungenkrebs erfasst und ausgewertet. Nur 100 g Obst oder Gemüse zusätzlich zur normalen Ernährung konnten das Risiko, an Lungenkrebs zu erkranken, deutlich senken. Das galt sogar für Raucher. An Antioxidantien reiche Lebensmittel können also für die Vermeidung oder das Entstehen von Krankheiten eine wesentliche Rolle spielen. Eine bestehende Krebserkrankung allein mit Beeren behandeln zu wollen, wäre natürlich nicht ratsam. Bei Krebs im Anfangsstadium und Krebserkrankungen im Allgemeinen können Beeren als begleitendes pflanzliches Therapeutikum aber eine positive Wirkung haben. Wer viel Gemüse und Obst isst, vor allem wertvolle anthocyanhaltige Beeren, kann Krebs vorbeugen und sich so vor einer lebensbedrohenden Erkrankung schützen. Und das mit einem Nahrungsmittel, das nicht nur keine Nebenwirkungen hat, sondern auch noch sehr gut schmeckt!

Wissenswertes zu Beeren als Heilmittel

Beeren haben in unseren Breiten nur eine kurze Saison. Bevor es die moderne Pharmazie gab, Tiefkühltruhen und moderne Transportmittel wie Flugzeug und Lastwagen, waren die Menschen darauf angewiesen, Beeren und andere Teile der Pflanzen haltbar zu machen, um ihre Heilkraft das ganze Jahr über nutzen zu können. Dieses Konservieren gelang am besten durch Trocknen. Aus den getrockneten Blättern und Beeren lassen sich Tees, Aufgüsse und Tinkturen herstellen, die bei vielen gesundheitlichen Störungen und Erkrankungen erstaunlich wirksam sein können. In der traditionellen Hausapotheke gelten sie als unentbehrlich. Noch in den Fünfzigerjahren des 20. Jahrhunderts schrieb E. Schneider in seinem Buch »Nutze die Heilkraft unserer Nahrung«, dass getrocknete Beeren und Beerensäfte in keinem Hause fehlen dürften. Hier erfahren Sie, wie Sie die Blattdroge selber zubereiten, Beeren trocknen und die einfachen Heilmittel unserer Vorfahren selber herstellen können.
Vielfach sind Blattdroge und getrocknete Beeren aber auch in Apotheke und Reformhaus erhältlich. Die Rezepte zur Herstellung von »echten« Weinen und Säften im eigenen Haushalt setzen oft einiges an Gerät voraus und sind relativ aufwendig, aber Sie können in jedem guten Reformhaus biologisch hergestellte Säfte aller Beerenarten kaufen.

Viele und gerade die spektakulären Wirkungen von Beeren auf die Gesundheit sind erst seit relativ kurzer Zeit bekannt. In den unterschiedlichen Studien wurden zumeist Extrakte von Beeren, Beerenpräparate, bei

Aus getrockneten Beeren und ihren Blättern lassen sich verschiedene Heilmittel herstellen. (Hier: Preiselbeeren)

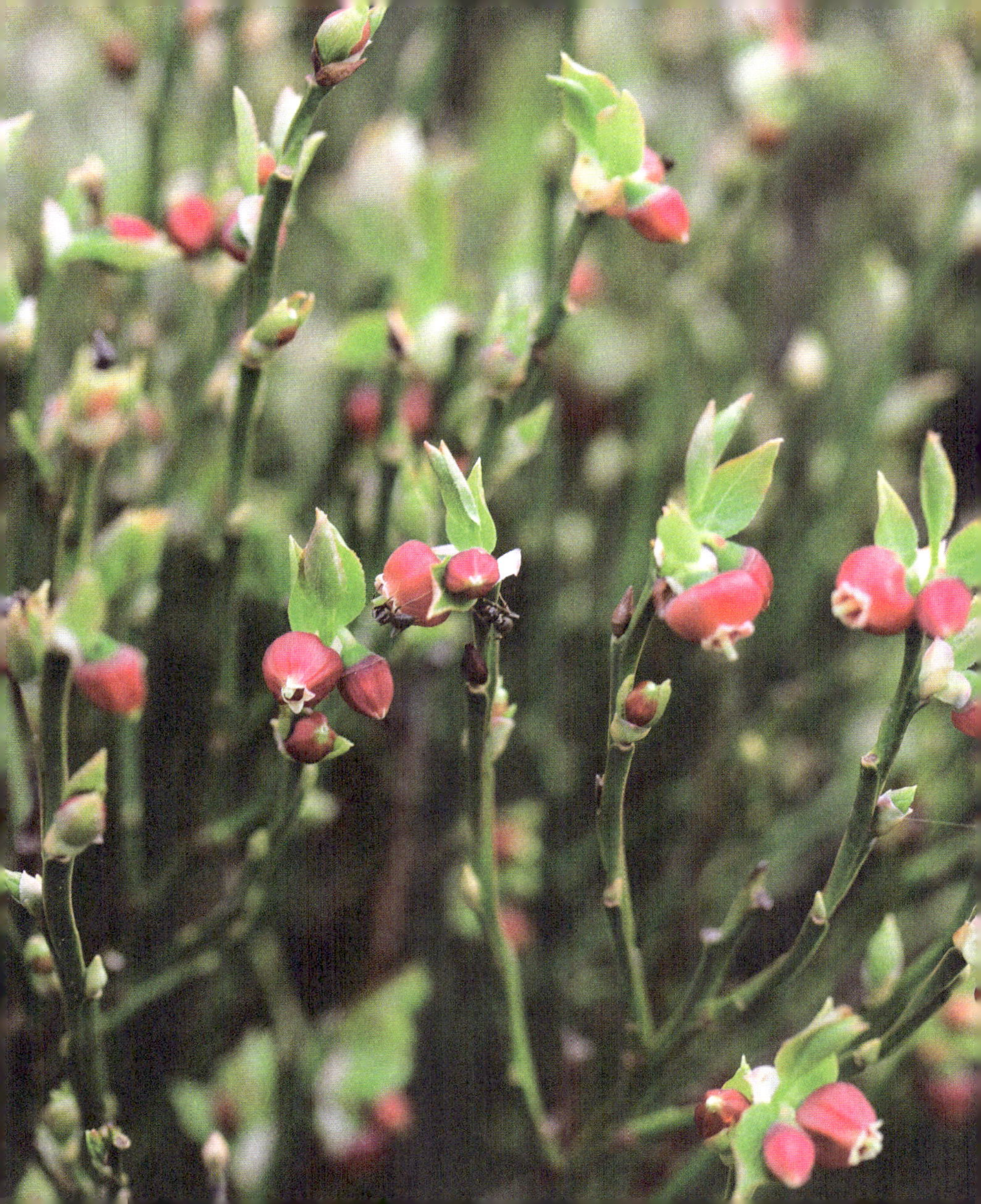

Tierversuchen oft pulverisierte Beerenextrakte oder Pellets verwendet. Die moderne Pharmazie ermöglicht es, Auszüge aus Beeren herzustellen, die oft auch nur einzelne in ihnen enthaltene Stoffe wie Pflanzenfarbstoffe oder Säuren enthalten. In vielen klinischen Studien, die placebokontrolliert sind – also methodisch gut abgesichert –, macht es Sinn, statt frischer Beeren die Inhaltsstoffe der Beeren als Dragees oder Tabletten zu verabreichen, um scheinbar gleiche Bedingungen herzustellen. Es gibt unterschiedliche Präparate, die in der Apotheke erhältlich sind und die teilweise auch in wissenschaftlichen Studien mit Menschen verwendet worden sind. Die meisten dieser in Deutschland von verschiedenen Firmen hergestellten Präparate erhält man in Kapselform.
Es gibt Blaubeer-, Preiselbeer- und Cranberry-Kapseln, ein Präparat wie OptiBerry enthält eine Beerenmischung aus wilden Blaubeeren, Cranberries, Preiselbeeren, Himbeeren, Erdbeeren und Holunderbeeren und wird von verschiedenen Firmen angeboten.
Getrocknete Goji-Beeren und Cranberries sind das ganze Jahr über in Reformhäusern, Bioläden etc., aber auch in vielen Supermärkten erhältlich.

Wenn in den wissenschaftlichen Studien zu unterschiedlichen Krankheitsbildern die dem Medikament entsprechende Dosis frischer Beeren angegeben ist – leider ist sie das nicht immer –, wird das im folgenden Kapitel selbstverständlich jeweils erwähnt. Beeren können allerdings kaum überdosiert werden. Und: Die beste und lustvollste aller Anwendungen ist der Genuss frischer Beeren. Wenn Sie also in der Saison reichlich frische Beeren essen, gönnen Sie sich nicht nur ein kulinarisches Erlebnis, Sie schützen nachweislich auch Ihre Gesundheit.

Inzwischen gibt es in Deutschland und anderen Ländern Europas viele Beerenanbauer, die vor allem Blaubeeren, Himbeeren und Brombeeren direkt ab Hof vermarkten oder die Möglichkeit zum Selberpflücken anbieten. Es lohnt sich sehr, Beeren in größeren Mengen einzufrieren. Die Konsistenz ist zwar nicht mehr so ansprechend wie bei frischen Beeren, die wertvollen Inhaltsstoffe bleiben aber erhalten. Aus tiefgefrorenen Beeren können Sie zahlreiche schmackhafte Gerichte zubereiten.

Blätter und Beeren selber trocknen

Blätter

Frische *Blaubeer- oder Preiselbeerblätter* von Juni bis August im Wald sammeln und zum Trocknen auf Fliegengitter ausbreiten. Das Fliegengitter mit Holzscheiten oder Ziegelsteinen hochstellen, damit auch von unten Luft an die Blätter kommen kann. An einen schattigen, luftigen Platz im Freien stellen. In regelmäßigen Abständen die Blätter wenden, damit sie gleichmäßig trocknen. Man kann den Trockenvorgang auch im Ofen bei 40° C schneller bewirken. Danach müssen die Blätter noch einige Tage an der Luft nachtrocknen, dabei immer wieder wenden, damit sie nicht schimmeln. Wenn die Blätter ganz trocken und bröselig geworden sind, in Leinensäckchen oder luftdichte Gläser füllen und an einem kühlen, luftigen und trockenen Ort aufbewahren.

Himbeerblätter von Juni bis September, *Brombeerblätter* von Juli bis September am Weg- und Waldrand und in Gärten sammeln. Keine missfarbenen Blätter mitnehmen. Blätter in dünner Lage auf einem luftigen Dachboden zum Trocknen ausbreiten – oder wie bei Blaubeeren auf einem Fliegengitter –, mehrfach wenden, dann in Leinensäckchen oder luftdichte Gläser füllen und an einem kühlen, luftigen und trockenen Ort aufbewahren.

Beeren
Selber trocknen können Sie Blaubeeren, Preiselbeeren und Cranberries. Die reifen Beeren verlesen, waschen und gründlich abtropfen lassen. Auf ein mit Backpapier ausgelegtes Blech legen – dabei dürfen die Beeren nicht übereinander liegen. Das Blech in den auf 40–50° C vorgeheizten Backofen schieben. Die Tür sollte einen Spalt offen bleiben, damit die Feuchtigkeit abziehen kann. Die Dörrzeit ist beendet, wenn beim Zusammendrücken der Beeren kein Saft mehr austritt. Danach die Beeren noch zwei Tage an der Luft nachtrocknen lassen. Zum Aufbewahren in kleine Leinenbeutel füllen und diese in einen kühlen Raum hängen.

Herstellen von Beeren-Tinkturen, -Saft, -Schnaps, -Wein

Brombeerblätter-Tinktur

Frische Brombeerblätter
Doppelkorn oder Weingeist

Man übergießt frische Brombeerblätter in einem Gefäß mit Schraubdeckel mit Doppelkorn oder Weingeist, bis alle Pflanzenteile bedeckt sind,

und lässt das Gemisch 2–6 Wochen ziehen. Dann seiht man die Tinktur ab und füllt sie in dunkle Flaschen. Von dieser Tinktur nimmt man 1- bis 3-mal täglich 10–15 Tropfen ein.
Die Tinktur hilft gegen Durchfall und gegen Verschleimung, sie reinigt das Blut und wirkt so innerlich gegen Hautprobleme wie Ekzeme und schlecht heilende Wunden.

Blaubeer-Tinktur

125 g getrocknete Blaubeeren
1l Branntwein

Die Blaubeeren auf den Branntwein geben, 4 Wochen ziehen lassen, abseihen. Die Tinktur hält sich jahrelang.
Wässrige Tinktur: 3–4 EL getrocknete Blaubeeren in 1l kaltes Wasser geben und 3–4 Stunden ziehen lassen. Den Auszug aufkochen und 30 Minuten leicht köcheln lassen. Durch ein Sieb passieren und abkühlen lassen. Diese wässrige Tinktur sollen sogar Babys mit Durchfall vertragen. Von dieser Tinktur nimmt man bei Bedarf 1- bis 3-mal täglich 10–15 Tropfen ein
Die Tinktur hilft bei Ekzemen, Bartflechten und den schlecht heilenden Geschwüren der Diabetiker.

Blaubeer-Saft mit Honig

1 Teil Blaubeeren
2 Teile Wasser
2–4 EL Bienenhonig

Das Wasser mit Blaubeeren bei schwacher Hitze aufkochen, die Beeren mit der Gabel zerdrücken. Mit Honig süßen und nochmals aufkochen. Durch ein Sieb filtern. Hilft bei allgemeiner Schwäche, Bronchialerkrankungen, Appetitmangel.

Preiselbeer-Geist

250 g frische Preiselbeeren (oder andere Beeren)
1 l Korn

Die Preiselbeeren mit dem Korn ansetzen. Diesen Ansatz 4 Wochen lang ziehen lassen. Dann abfiltern und den Preiselbeergeist teelöffelweise einnehmen. Man kann den Korn auch mit anderen Beeren ansetzen. Preiselbeer-Geist ist ein weiteres gutes Mittel gegen Durchfall.

Blaubeer-Wein

1–2 Handvoll getrocknete Beeren
½ l Weißwein
125 g Kandis
1 Prise Zimt

Alles unter Rühren aufkochen, bis sich der Zucker gelöst hat. Den Weinbrei über einen Tag verteilt in 4 gleich großen Portionen zu sich nehmen. Dieser Wein stillt Durchfall und stärkt den Unterleib. Er soll auch vorbeugend gegen Ruhr und Cholera wirken.

Beeren-Mus

Beeren-Mus bei Akne und Flechten

250 g getrocknete Blaubeeren, Preiselbeeren oder Cranberries

Die Beeren im Verhältnis 1:3 mit kaltem Wasser ansetzen und 8 Stunden ruhen lassen. Den Auszug stark einkochen, dabei immer wieder mit dem Holzlöffel umrühren.

Bei Akne: das Mus wie eine Gesichtsmaske auftragen. Etwa eine Stunde einwirken lassen, dann mit klarem, lauwarmem Wasser abwaschen. Erst nach 1–2 Stunden das Gesicht mit einer milden Reinigungslotion reinigen.

Gegen Flechten: Handwarm oder abgekühlt auf eine Kompresse streichen und diese auf die erkrankten Hautpartien auflegen. Etwa 5 Stunden einwirken lassen.

Beeren-Mus bei Verbrennungen, Sonnenbrand und Hautschürfungen

250 g getrocknete Beeren (Blaubeeren, Preiselbeeren)
25 g fettes Ringelblumenöl
25 g fettes Arnikaöl

Die getrockneten Beeren 1:3 mit kaltem Wasser ansetzen und 8 Stunden ruhen lassen. Den Auszug stark aufkochen lassen, dabei immer wieder mit dem Holzlöffel umrühren. In das abgekühlte Mus vorsichtig die beiden Öle rühren. Bei Verbrennungen 1. Grades und Wunden dick auf die Haut wie eine Paste aufstreichen. Mehrere Stunden einwirken lassen.

Dieses Mus sollte in Ihrer Beeren-Hausapotheke vorrätig sein. Zur besseren Haltbarkeit im Kühlschrank aufbewahren.

Teemischungen

Tee bei Durchfall

3 gehäufte EL Blaubeeren

Blaubeeren auf ½ l Wasser geben und etwa 10 Minuten kochen lassen, dann abseihen. Mehrmals täglich schluckweise 1 Tasse ungesüßt und möglichst warm trinken.

Durchfalltee aus Blaubeeren (nach Pfarrer Kneipp)

2 EL getrocknete Blaubeeren

Blaubeeren in ½ l kaltes Wasser geben. Etwa 1 Stunde quellen lassen, dann das Wasser mit den Beeren etwa 10–15 Minuten aufkochen. Die Beeren durchseihen und den Tee über den Tag verteilt trinken.

Blaubeer-Tee mit Kamille – Stopftee (nach Kroeber)

15 g Blaubeerblätter
15 getrocknete Blaubeeren
25 g Kamillenblüten
10 g Eichenrinde
10 g Tormentillwurzel

Aus Beeren, aber besonders ihren Blättern, lassen sich verschiedene Heiltees zubereiten.

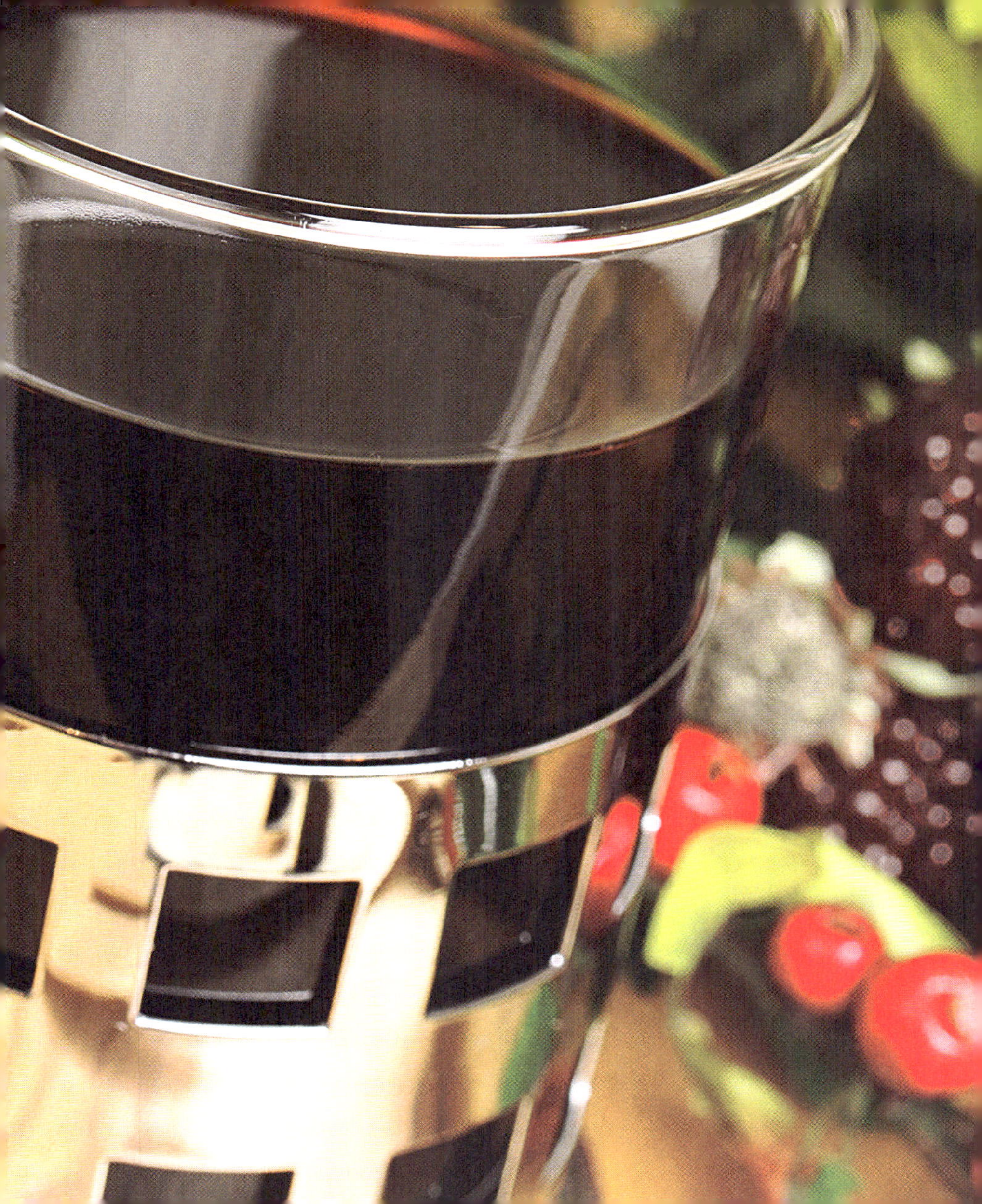

Bei Durchfall 3 gehäufte TL auf ¼ l Wasser geben. Mehrere Stunden ziehen lassen, dann abseihen.
Über den Tag verteilt bis zu 3 Tassen trinken

Anti-Diabetes-Tee (nach Meyer)
40 g Blaubeerblätter
60 g Bohnenschalen

Blaubeerblätter und Bohnenschalen mischen. 2 EL davon auf 3 Tassen Wasser geben und bei kleiner Hitze auf 2 Tassen einkochen. 2–3 Minuten ziehen lassen, dann abseihen.
Zweimal täglich vor den Mahlzeiten 1 Tasse ungesüßten Tee schluckweise trinken.

Diabetiker-Tee (nach Wittich)
20 g Blaubeerblätter
20 g Brombeerblätter
20 g Brennnesselblätter
20 g Bohnenschalen
20 g Geißkleekraut

4 TL der Mischung auf 2 große Tassen Wasser geben. Auf kleiner Flamme um $^1/_3$ einkochen lassen. 2–3 Minuten ziehen lassen und abseihen. Zweimal täglich vor den Mahlzeiten 1 Tasse ungesüßten Tee schluckweise trinken.

Original-Blaubeerblätter-Tee
100 g Blaubeerblätter, getrocknet

2 gehäufte TL Blaubeerblätter mit ¼ l heißem Wasser aufgießen. Den Aufguss zugedeckt 3–4 Minuten ziehen lassen, abseihen.
Der Tee wird über den Tag verteilt ungesüßt und schluckweise getrunken. Der Tee kann den Blutzucker bei Diabetes senken und beruhigt und stabilisiert den Darm.

Brombeerblätter-Tee
1–2 TL Brombeerblätter, getrocknet

Für einen Tee übergießt man 1–2 TL Brombeerblätter mit 1 Tasse kochendem Wasser und lässt ihn 10 Minuten ziehen. Abseihen. 1–3 Tassen täglich trinken. Brombeerblätter-Tee hilft gegen Reizzustände im Magen-Darm-Bereich, bei Durchfällen, Dickdarmentzündungen und Hämorridalblutungen. Außerdem ist er ein gutes Mittel bei Halsweh und Heiserkeit. Seine blutreinigenden Eigenschaften unterstützen das Abheilen von Ekzemen und schlecht heilenden Wunden.

Fermentation für Teezubereitung aus Himbeer- und Brombeerblättern
2 Teile Brombeerblätter
1 Teil Himbeerblätter

Die Blätter werden nach dem Abwelken etwas zerdrückt, mit Wasser eingespritzt, in ein Tuch eingewickelt und 2–3 Tage an einem warmen Ort sich selbst überlassen. Durch Fermentation entwickelt sich ein rosenähnlicher Duft. In dicht schließenden Dosen aufbewahren und als Tee verwenden. Schmeckt ähnlich wie chinesischer Tee.

Himbeerblätter-Tee
25 g getrocknete Himbeerblätter

Himbeerblätter mit 600 ml kochendem Wasser übergießen und 15 Minuten ziehen lassen. 1 Teelöffel Blätter pro Tasse nehmen. Der Tee kann mit etwas Honig gesüßt werden. Himbeerblätter-Tee ist wirksam bei Infekten der Atemwege. Er soll helfen bei unerfülltem Kinderwunsch, gegen Übelkeit in der Schwangerschaft, das Bindegewebe entspannen bei der Geburt und soll die Menstruation erleichtern.

Preiselbeerblätter-Tee
1–2 TL Preiselbeerblätter

Preiselbeerblätter mit einer Tasse kochendem Wasser aufgießen und 10 Minuten ziehen lassen.
Der Tee hilft besonders bei Harnwegsinfektionen, er kann wie die Früchte das Anbinden von Bakterien an die Schleimhäute verhindern. Einige setzen ihn auch bei Rheuma und Gicht ein.

Krankheiten und Symptome, die sich mit Beeren positiv beeinflussen oder heilen lassen

Akne

Akne ist die weltweit häufigste Hauterkrankung. 70–80 Prozent aller Jugendlichen weisen Hautveränderungen durch Akne auf. Akne ist eine Erkrankung des Talgdrüsenfollikels, der entzündliche Prozesse folgen. Akne kann hormonell bedingt sein wie die *Akne vulgaris*, die in der Pubertät auftritt und die verbreitetste Form der Akne darstellt. Aber auch äußere Einwirkungen wie intensive UV-Bestrahlung, Kosmetika (vor allem fetthaltige) oder Medikamente können Akne verursachen. Ursache einer Akne kann auch eine genetische Veranlagung sein.

Wie Beeren helfen

Vor allem Blaubeeren, Cranberries und Preiselbeeren enthalten entzündungshemmende Stoffe, unter ihnen vor allem Gerbstoffe. Blaubeeren wurden bereits im Altertum als Kosmetikum verwendet.

Was Sie tun können

Eine Maske aus Beeren-Mus (s. S. 99), kann dazu beitragen, dass die entzündlichen Prozesse der Akne schneller abheilen.

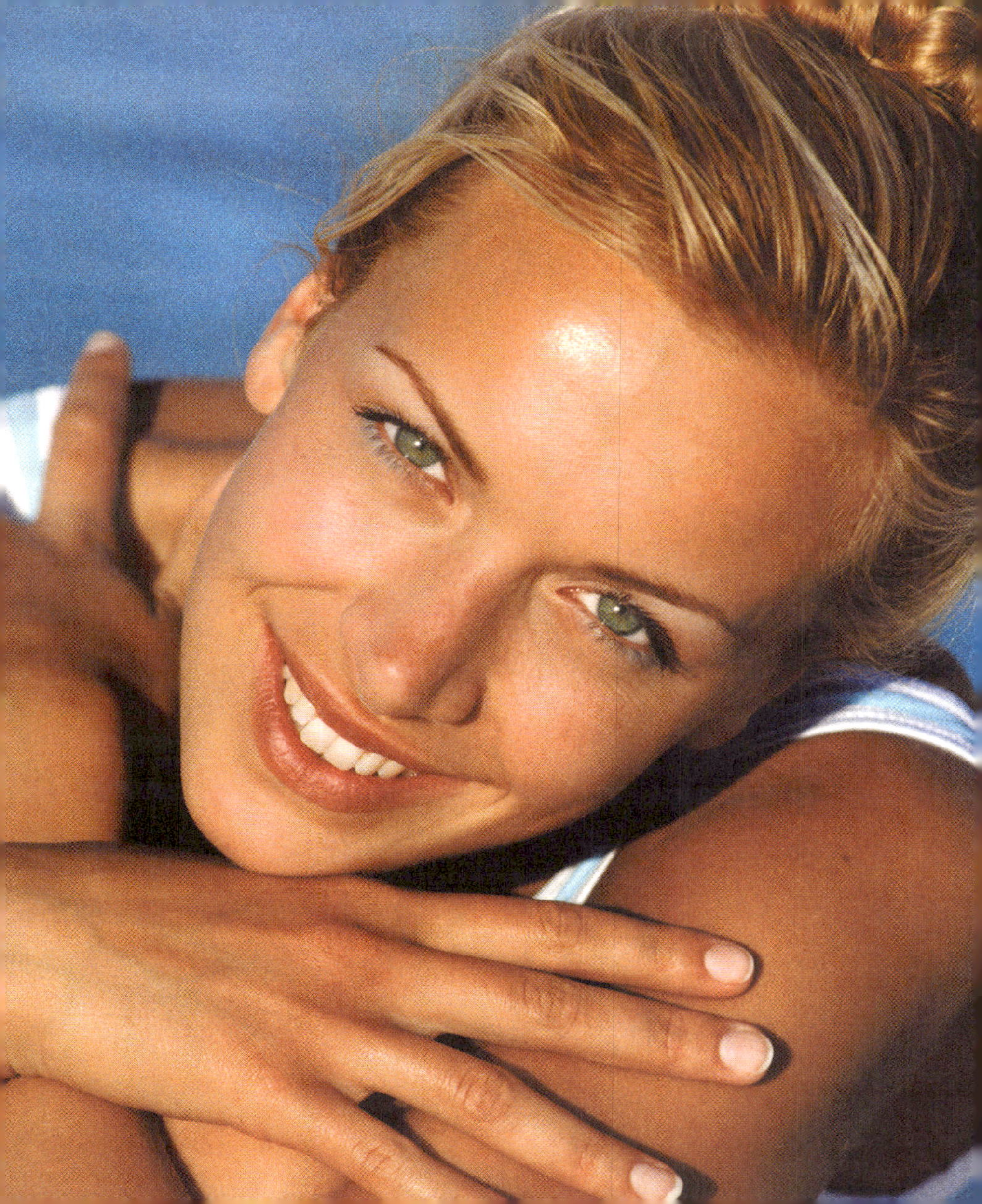

Alzheimer

Siehe auch Seite 73

Alzheimer zählt zu den degenerativen Alterserkrankungen des Gehirns und ist eine Form der Demenz. Sie äußert sich vor allem in Gedächtnisverlusten und Orientierungslosigkeit. Bei dieser Erkrankung ist u.a. die Kommunikation zwischen den Nervenzellen des Gehirns gestört.

Wie Beeren helfen

In spektakulären Tierversuchen, in jüngster Zeit auch in klinischen Studien, konnte nachgewiesen werden, dass Beeren, die besonders viele Anthocyane enthalten, wie vor allem Blaubeeren und Brombeeren, aber auch Goji-Beeren, das Gehirn nicht nur vor Degenerationserscheinungen schützen, sondern sogar für irreparabel gehaltene Schädigungen teilweise rückgängig machen können.

Was Sie tun können

Essen Sie täglich eine große Tasse dunkle Beeren – ca. 150 g – oder trinken Sie täglich ein oder zwei Gläser Blaubeer- oder Brombeersaft. Es ist wichtig, dass Sie regelmäßig (täglich) Beeren essen oder ihren Saft trinken.

Arteriosklerose

Siehe auch Seite 80

Arteriosklerose, umgangssprachlich auch Arterienverkalkung genannt,

Akne kann auch durch intensive UV-Strahlung ausgelöst werden. Mit ihren entzündungshemmenden Eigenschaften können Beeren den Heilungsprozess unterstützen.

ist eine sehr häufig vorkommende, schwere Krankheit. Arteriosklerose bedeutet eine Verdickung und Verengung der Gefäße durch Ablagerungen aus Cholesterin, Fettsäuren, Kalk und anderen Substanzen, der sogenannten Plaque. Sie verläuft oft jahrelang völlig ohne Symptome, kann dann aber plötzlich zu einem Herzinfarkt oder Schlaganfall führen. Bei der Arteriosklerose sind oxidative Prozesse beteiligt, besonders die Oxidierung des LDL-Cholesterins. Hauptsächlich die innerste Schicht der Blutgefäße, das Endothel, eine Zellschicht, mit der die Innenwand der Gefäße, die Intima, ausgekleidet ist, ist bei der Arteriosklerose betroffen.

Wie Beeren helfen
Anthocyane, die Pflanzenfarbstoffe, die Beeren ihre intensive Farbe verleihen, wirken stark antioxidativ. *Goji-Beeren* können verhindern, dass das Cholesterin im Blut oxidiert. Außerdem sollen Goji-Beeren dazu beitragen können, das Zusammenklumpen von Blutblättchen und somit Thrombosen zu verhindern. In einer Studie mit Schweinen konnten *Blaubeeren* den Gehalt an dem »bösen« Cholesterin LDL im Blut um 15,1 Prozent senken.

Was Sie tun können
Die empfohlene Dosis zum Schutz der Gefäße sind ungefähr100–300 g frische Blaubeeren (wilde Blaubeeren enthalten mehr Anthocyane als Kulturbeeren, sind also wirksamer, es genügen ca. 100 g, von Kulturblaubeeren sollte man etwas mehr nehmen) und ca. 50 g getrocknete Goji-Beeren oder getrocknete Cranberries am Tag.

Arthritis

Arthritis ist eine entzündliche Gelenkerkrankung. Gelenkentzündungen sind meist mit Überwärmung, Schwellungen und Rötungen verbunden. Man unterscheidet zwischen bakterieller und nicht infektionsbedingter Arthritis. Arthritis kann sehr schmerzhaft sein. Eine Gelenksentzündung ist selten mit den Heilkräften der Beeren allein auszuheilen. Beeren können aber vorbeugend und lindernd wirken.

Wie Beeren helfen
Die Pflanzenfarbstoffe in Beeren haben entzündungshemmende Eigenschaften und können so einer Arthritis vorbeugen. Vor allem Preiselbeeren, Cranberries, Blaubeeren und Goji-Beeren wirken positiv gegen Entzündungen.

Was Sie tun können
Eine Handvoll getrocknete Cranberries oder Goji-Beeren, 100–300 g frische Blaubeeren und Preiselbeeren sowie frische Himbeeren und Brombeeren (oder auch tiefgekühlt, wenn keine Saison ist), aber auch ein bis zwei Gläser Saft aus Beeren ist eine empfehlenswerte tägliche Dosis.

Augen, ermüdete

Siehe auch Augenschwäche und Nachtblindheit (S. 67)
Die Biologie unserer Augen hat sich, wie die unseres ganzen Körpers, seit

den Zeiten, da wir Jäger und Sammler waren, nicht verändert. Unsere Lebensgewohnheiten indessen schon. Künstliches Licht, arbeiten am Computer, Fernsehen, Auto fahren bei schlechten Lichtverhältnissen bringen z. B. die Sehkraft unserer Augen an ihre Grenzen. Ermüdete Augen und damit ein Nachlassen der Sehkraft sind die Folgen.

Wie Beeren helfen

Blaubeeren und Goji-Beeren sind besonders reich an Anthocyanen. Anthocyane bewirken eine schnelle Regeneration von Rhodopsin und Retinol (Vitamin A). Rhodopsin wird wegen seiner roten Farbe auch Sehpurpur genannt. Rhodopsin bildet den Sehfarbstoff in der Netzhaut (Retina) der Augen. Neuere Studien zeigen, dass Anthocyane direkt mit Rhodopsin interagieren und die Funktion des Sehpigments optimieren. In zahlreichen klinischen Tests vor allem mit Blaubeeren konnte erwiesen werden, dass eine Zusatznahrung aus Blaubeeren eine Ermüdung der Augen verhindern oder wesentlich einschränken konnte.

Was Sie tun können

100 g wilde Blaubeeren, 150–500 g Kulturblaubeeren oder ca. 50 g getrocknete Goji-Beeren entsprechen den in Studien verwendeten täglichen Dosen. Beeren können auch in Tablettenform eingenommen werden. Um eine zuverlässige Wirkung zu erzielen, sollten Beeren oder Dragees regelmäßig konsumiert werden.

Blasenentzündung

Siehe auch Harnwegsinfektionen (S. 64)
Eine Blasenentzündung, auch Zystitis genannt, äußert sich meistens in starkem Harndrang, ohne dass größere Mengen Urin ausgeschieden werden können. Das Wasserlassen ist meist von einem brennenden Schmerz begleitet.
Auch trüber Urin und Blut im Urin können Anzeichen einer Blasenentzündung sein. Betroffen sind besonders Frauen. Treten Blasenentzündungen häufig auf, können die Nieren geschädigt werden. Nachgewiesen werden kann eine Blasenentzündung durch eine Urinuntersuchung. Die Therapie besteht oft im Einnehmen eines antibiotisch wirkenden Medikaments. Auch das Trinken von großen Mengen Flüssigkeit (wobei Bakterien ausgeschwemmt werden) wird empfohlen. Außer einer bakteriellen Infektion können auch Anomalien des Harnleiters und der Blase sowie Folgen chirurgischer Eingriffe an Blase und Harnleiter Ursache einer Blasenentzündung sein.

Wie Beeren helfen
Preiselbeer-, Cranberry- und auch Blaubeer-Saft können die Bakterien daran hindern, sich an den Zellwänden der Schleimhäute der Blase anzulagern. Die Bakterien werden dann mit dem Urin ausgeschwemmt.
Die Wirkung von 240 ml Cranberry-Saft hält im menschlichen Urin ungefähr zehn Stunden lang an.

Was Sie tun können

Eine beginnende, leichte oder mittelschwere Blasenentzündung kann in vielen Fällen allein mit Preiselbeer-, Cranberry- oder auch Blaubeer-Saft zusätzlich zu großen Mengen Flüssigkeit geheilt werden. Wenn die Behandlung mit einem Antibiotikum unvermeidlich erscheint, können die Beerensäfte den Heilungsprozess unterstützen. In der klinischen Praxis werden Säfte aus Preiselbeeren, Cranberries und Blaubeeren erfolgreich gegen Blasenentzündungen eingesetzt.

Blutdruck, hoher

Oft ist für erhöhten Blutdruck keine genaue Ursache feststellbar. Hoher Blutdruck kann eine Folge verdickter Gefäße sein. Aber auch Nierenerkrankungen können Bluthochdruck auslösen.

Wie Beeren helfen

Wenn keine schwere Krankheit erkennbar ist, können Himbeeren helfen, den Blutdruck zu senken. Der hohe Gehalt an Kalium, das entwässernd wirkt, ist für diese Wirkung verantwortlich.

Was Sie tun können

Essen Sie möglichst viele Himbeeren frisch oder in unterschiedlicher Zubereitung, auch tiefgekühlte Himbeeren sind außerhalb der Saison sehr empfehlenswert.

Bronchialerkankungen

Bronchialerkrankungen treten meist als Folge einer Virusinfektion, einer bakteriellen Infektion oder einer Erkältung der Atemwege auf. Typisches Symptom ist eine starke Verschleimung der Bronchien, die Husten zur Folge hat. Es ist wichtig, den Schleim durch reichlich Flüssigkeit, am besten warme Getränke und/oder Medikamente zu verflüssigen, damit er abgehustet werden kann.

Wie Beeren helfen
Bei Beschwerden an den Bronchien haben sich besonders Heilmittel aus Brombeeren und Blaubeeren bewährt. Sie wirken schleimlösend und entzündungshemmend.

Was Sie tun können
Trinken Sie viel, vor allem Getränke aus Blaubeeren und Brombeerblättern wie Blaubeer-Saft (s. S. 97) und Tee aus Brombeerblättern (s. S. 103). Am besten über den Tag verteilt mindestens drei Tassen, besser noch mehr.

Cholesterinspiegel, hoher

Cholesterin ist ein lebenswichtiger Stoff. Überhöhte Werte aber, besonders von LDL-Cholesterinen, werden von vielen Forschern für die Bildung von Plaque in den Arterien und damit für die Entstehung von Arteriosklerose und anderen Herz-Kreislauf-Erkrankungen verantwortlich gemacht. Diese Meinung ist jedoch nicht unumstritten.

Wie Beeren helfen
Goji-Beeren können die Oxidation von LDL verhindern. Blaubeeren haben bei Schweinen, deren Organismus dem des Menschen sehr ähnlich ist, besonders den LDL-Wert, aber auch den HDL-Wert deutlich senken können. Neueste klinische Studien haben ergeben, dass auch Brombeeren den Cholesterinspiegel deutlich senken können. Bei Personen, die eine Woche lang dreimal täglich Brombeersaft tranken, sank der Cholesterinspiegel um 10 Prozent.

Was Sie tun können
Die übliche Dosierung für eine vorbeugende, auch über längere Zeit anhaltende Wirkung ist täglich etwa eine Tasse frischer Beeren. Wenn Sie ein Präparat einnehmen wollen, richten Sie sich bitte nach der Packungsanweisung. Trinken Sie reichlich Brombeersaft.

Darmfunktionsstörungen

Darmfunktionsstörungen bedeuten, dass der Verdauungsprozess gestört abläuft. Es können im Darm Gärungsprozesse ablaufen, die oft zu erheblichen Beschwerden wie Blähungen führen. Ursache ist häufig Fehlernährung wie z. B. zu schweres, unverdauliches Essen oder Rohkost am Abend.

Wie Beeren helfen
Vor allem Blaubeeren, Preiselbeeren und Cranberries haben ausgesprochen darmfreundliche Eigenschaften. Ihre entzündungshemmenden Wirkstoffe können Unregelmäßigkeiten entgegenwirken und entzündliche Prozesse aufhalten. Auch die in den Blättern enthaltenen Gerbstoffe haben diese Wirkung.

Was Sie tun können
Ein Original-Blaubeerblätter-Tee (s. S. 103), kann den Darm bei Reizzuständen beruhigen und stabilisieren. Essen Sie darüber hinaus täglich eine Tasse Beeren.

Demenz

Siehe auch Alzheimer (S. 73 und S. 107)
Demenz bedeutet ein Defizit vor allem der kognitiven Fähigkeiten, also der das Erkennen und Lernen betreffenden Fähigkeiten, aber auch motorische, soziale und emotionale Aspekte sind betroffen. Besonders betroffen ist das Kurzzeitgedächtnis. Demenz kann als Erkrankung des Gehirns diagnostiziert werden und kommt hauptsächlich während des Alterungsprozesses vor.
Bei alten Menschen und Tieren kann das Gehirn oft keine oder kaum noch neue Nervenzellen bilden – es findet keine Neurogenese statt. Diese reduzierte Neubildung von Nervenzellen im Hippocampus führt unter anderem zu einem Verfall der Gedächtnisleistung.

Wie Beeren helfen
In zahlreichen Studien konnte nachgewiesen werden, dass die Fähigkeit des Gehirns, neue Nervenzellen zu bilden und unter den Nervenzellen neue Verbindungen zu knüpfen, bei den Tieren ansteigen, die Blaubeeren und/oder Brombeeren bekommen hatten. Es ist nachgewiesen, dass Beeren, die einen hohen Gehalt an Antioxidantien haben – wie besonders auch Goji-Beeren –, durch eine höhere Signalübertragung und damit eine bessere Kommunikation zwischen den Nervenzellen die kognitiven und motorischen Funktionen bei alten Tieren und – einiger neuerer Tests zufolge – auch bei alten Menschen verbessern können.

Was Sie tun können
Tiefdunkle Beeren, ob frisch, als Saft oder als Präparat aus der Apotheke, sind ein ausgezeichnetes Vorbeugungsmittel gegen degenerative Erkrankungen des Gehirns. Nehmen Sie regelmäßig Blaubeeren oder Brombeeren zu sich.

Diabetes

Siehe auch ausführliche Informationen über Diabetes S. 60
Fast jeder zehnte Mensch in Deutschland leidet an Diabetes. Diabetes ist eine Erkrankung des Stoffwechsels, die durch einen erhöhten Blutzuckerspiegel gekennzeichnet ist.

Tiefdunkle Beeren sind eine gute Vorbeugung gegen degenerative Erkrankungen des Gehirns.

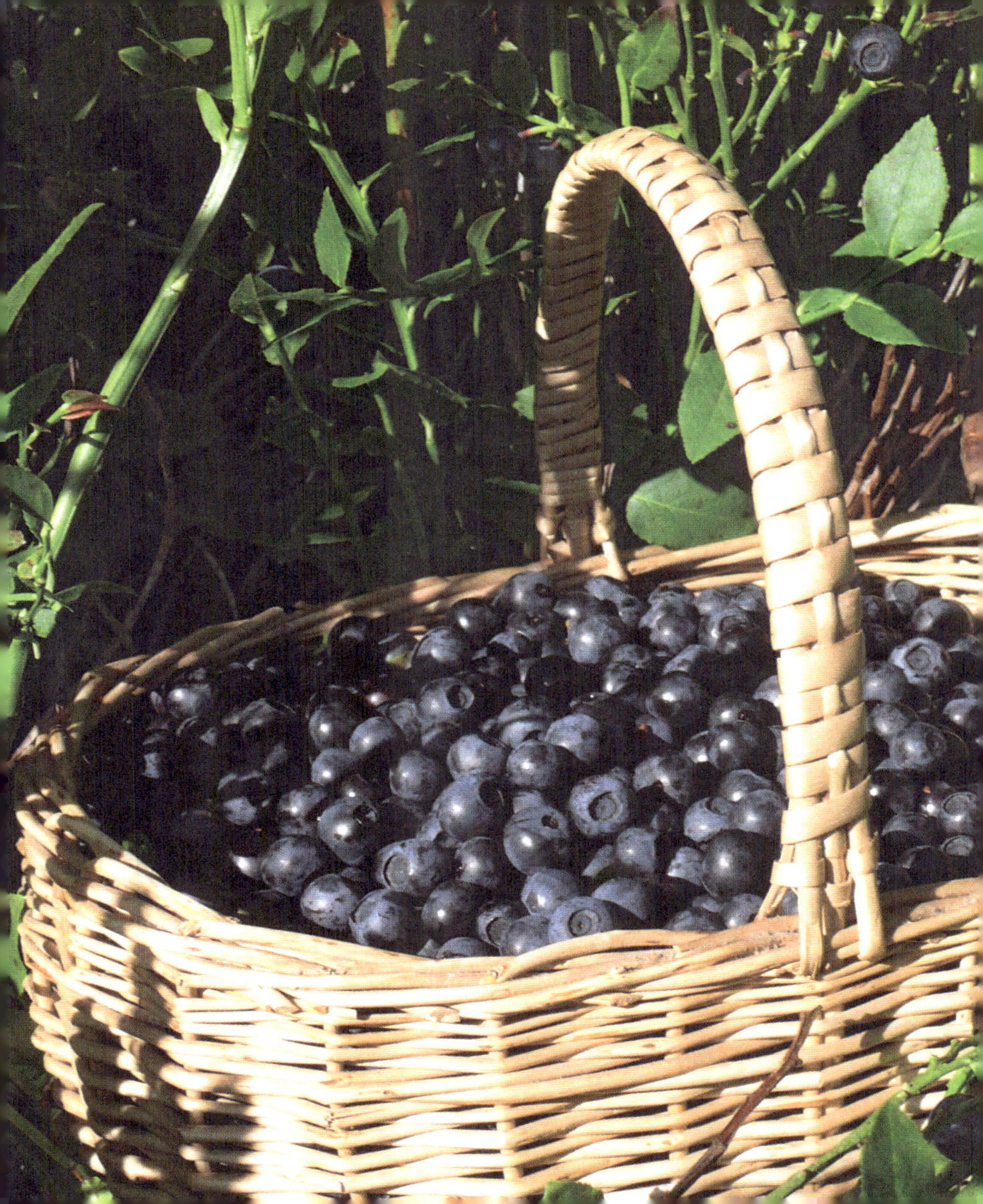

Wie Beeren helfen
Vor allem *Blaubeeren* werden traditionell bei Diabetes eingesetzt. Sowohl die Beeren als auch die Blätter können den Blutzuckerspiegel senken. Ein bewährtes Begleittherapeutikum sind Tees aus Blaubeerblättern und anderen Substanzen. Auch *Goji-Beeren* sind für Diabetiker sehr geeignet.
Ein Großteil der Diabetiker soll an Herz-Kreislauf-Erkrankungen sterben. Blaubeeren können die Begleit- und Folgeerkrankungen des Diabetes (s. S. 62), die besonders die Blutgefäße und damit den ganzen Blutkreislauf betreffen, in ihrer Entwicklung hemmen und ihre Auswirkungen mildern (s. S. 63).

Was Sie tun können
Essen Sie so viele frische Beeren wie möglich. Beeren lassen den Blutzucker nicht ansteigen. Auch getrocknete Goji-Beeren sind ideal für Diabetiker.
Versuchen Sie auch den Diabetiker-Tee oder den Anti-Diabetes-Tee (s. S. 102). Auch der Original-Blaubeerblätter-Tee (s. S. 103) wirkt blutzuckersenkend.

Dickdarmentzündung

Die Dickdarmentzündung, auch Kolitis genannt, ist ein Oberbegriff für verschiedene akut oder chronisch verlaufende Entzündungen des Dickdarms. Meist gehen diese Entzündungen mit Durchfall einher und sind mit Schmerzen verbunden.

Wie Beeren helfen
Die adstringierenden und entzündungshemmenden Wirkungen eines Tees von Himbeer- oder/und Brombeerblättern können zur Erleichterung führen. Auch getrockneten und frischen Blaubeeren ist eine darmberuhigende Wirkung zu eigen.

Was Sie tun können
Trinken Sie reichlich Himbeer- oder Brombeerblätter-Tee (s. S. 103f.), auch Preiselbeer-Geist oder Blaubeer-Wein (s. S. 98) kann stabilisierend wirken.

Durchfall

Von Durchfall spricht man, wenn öfters am Tag weicher, ungeformter bis flüssiger Stuhl abgeht, oft von heftigem Stuhldrang, manchmal auch Krämpfen begleitet. Durchfall kann die unterschiedlichsten Ursachen haben, z. B. eine Lebensmittelvergiftung, Laktoseintoleranz, Schilddrüsenüberfunktion, Bakterien und Parasiten. Durchfall kann auch Folge einer Antibiotikumbehandlung sein, da dabei nicht nur »feindliche« Bakterien abgetötet werden, sondern auch ein Teil der körpereigenen Bakterien der Darmschleimhaut. Können Durchfälle keiner bestimmten Ursache zugeordnet werden, spricht man von unspezifischen Durchfällen. Dazu gehört auch das Reizdarmsyndrom. Auch psychische Ursachen wie Stress, innere Unruhe, Gereiztheit und Angst können Durchfall verursachen.

Wie Beeren helfen

Wenn keine schwere Erkrankung als Ursache des Durchfalls diagnostiziert werden kann, sind Beeren ein erprobtes Heilmittel ohne Nebenwirkungen.

Was Sie tun können

Getrocknete Blaubeeren, einfach gekaut oder als Tee (s. S. 100), sowie in Himbeer- und Brombeerblätter-Tee (s. S. 103f.) können rasche Linderung bringen. Auch getrocknete Preiselbeeren sowie Preiselbeer-Geist (s. S. 98) haben eine gute Wirkung. Die in den Beeren und Blättern enthaltenen Gerbsäuren haben eine adstringierende, entzündungshemmende und beruhigende Wirkung auf den Darm. Außerdem wirken sie antibakteriell und können den Darm wirksam vor Infektionen schützen.

Ekzeme

Ekzeme sind Hauterkrankungen mit nicht-infektiöser Entzündungsreaktion der Haut. Ekzeme können an praktisch allen Stellen des Körpers auftreten. Die Ursachen sind vielfältiger Natur und meistens nicht eindeutig benennbar. Es können Unverträglichkeitsreaktionen auf bestimmte Stoffe sein, wie sie bei bestimmten Berufsgruppen auftreten, die mit Chemikalien arbeiten, aber auch Stressreaktionen und anderes mehr. Ekzeme kommen sehr häufig vor. Die Wahrscheinlichkeit, irgendwann einmal an einem Ekzem zu erkranken, beträgt annähernd 100 Prozent.

Wie Beeren helfen
Ein altes, jahrhundertelang bewährtes Hausmittel für Entzündungen der Haut sind Blaubeeren.

Was Sie tun können
Entweder kann man Blaubeer-Saft – im Reformhaus erhältlich – dick einkochen und auf das Ekzem auftragen oder in der Saison frische, zerquetschte Blaubeeren auflegen, das geht aber auch mit gefrorenen Beeren, die man auftaut. Eine Tinktur aus Brombeerblättern (s. S. 96), die Sie selbst herstellen können, wirkt blutreinigend und bewirkt ein Abheilen des Ekzems von innen.

Eisenmangel

Die häufigsten Ursachen von Eisenmangel sind Mangelernährung und Blutungen. Viele Frauen, vor allem diejenigen, die zu starken Monatsblutungen neigen, sind von Eisenmangel betroffen. Eisenmangel kann Müdigkeit, Konzentrationsschwäche und Kopfschmerzen bewirken. Auch Schäden an Haut und Haaren können von Eisenmangel herrühren.

Wie Beeren helfen
Von allen Beeren enthalten Himbeeren besonders viel Eisen. Sie haben gerade in der Frauenheilkunde eine lange Tradition.

Was Sie tun können
Essen Sie so viele Himbeeren wie möglich. Wenn gerade keine frischen Himbeeren erhältlich sind, können Sie tiefgefrorene verwenden oder auf das Präparat OptiBerry zurückgreifen, das unter anderem auch Auszüge aus Himbeeren enthält.

Fieber

Fieber bedeutet erhöhte Körpertemperatur, meist als abwehrende Reaktion des Körpers gegen Krankheitserreger. Fieber an sich ist eine normale Reaktion des Körpers, um durch Überhitzung feindliche Krankheitserreger abzutöten. Hohes Fieber kann aber auch den Körper überfordern und zu bedrohlichen Zuständen führen. Besonders Herz und Kreislauf älterer Menschen, aber auch von Kindern, sind durch starkes Fieber häufig »überfordert« und können kollabieren. Bei einem bedrohlichen Körperzustand sind sicherlich fiebersenkende Medikamente und ärztliche Hilfe angesagt.

Wie Beeren helfen
Handelt es sich aber um »normales« Fieber, z. B. als Begleiterscheinung einer Erkältung oder Verkühlung, kann man es durchaus mit Hausmitteln versuchen.

Was Sie tun können
Alte Hausmittel zur Fiebersenkung sind Holundersaft, kalte Wadenwi-

Bei Eisenmangel und Fieber: so viele Himbeeren wie möglich essen. Sie schmecken auch in einem Milchshake.

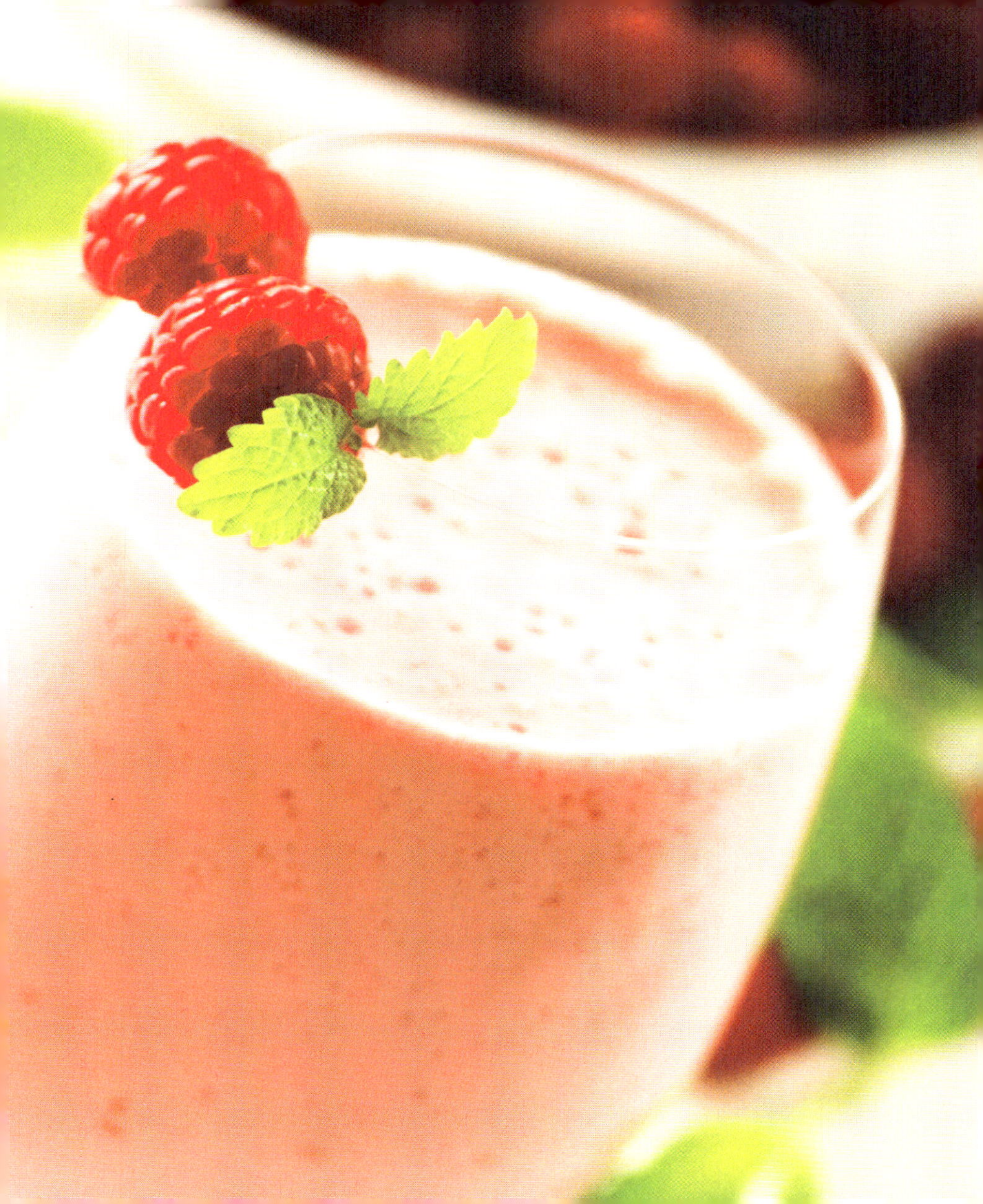

ckel oder auch in Wasser zerquetschte Preiselbeeren. Auch Himbeeren – als ganze Beeren oder als Saft – mit ihrem hohen Gehalt an Salicylsäure können fiebersenkend wirken. Reagiert der Körper auf eines dieser Mittel nicht, sollte man einen Arzt zurate ziehen.

Geschwüre (bei Diabetes)

Eine der schwerwiegenden Begleit- und Folgeerscheinungen des Diabetes sind schadhafte, brüchige und durchlässige Blutgefäße. Durchblutungsstörungen wie z. B. der »diabetische Fuß« sind häufig eine Folge geschädigter Gefäße. Das Schmerzempfinden ist stark verringert und die geringsten Anlässe können zu Wunden führen, die oft nicht spontan abheilen.

Wie Beeren helfen
Besonders Blaubeeren, aber auch Brombeeren haben sich jahrhundertelang in der Wundheilung bewährt.

Was Sie tun können
Ein besonders bewährtes Mittel ist dick eingekochter Blaubeer-Saft. Auch zerquetschte frische Blaubeeren, auf die Wunde aufgelegt, fördern die Heilung. Brombeerblätter-Tinktur (s. S. 96) oder Brombeerblätter-Tee (s. S. 103) wirken blutreinigend und können dazu beitragen, die Geschwüre von innen heraus abheilen zu lassen.

Grauer Star (Katarakt)

Grauer Star ist eine Trübung der Augenlinsen. Bei fortgeschrittenem Grauen Star kann man von außen die Graufärbung der Linse erkennen. Die Patienten sehen wie durch einen dichten Schleier oder Nebel, das Gesichtsfeld ist immer mehr eingeschränkt, als weitere Folge kann völlige Blindheit eintreten. Der Graue Star kann meist problemlos operiert werden, dabei wird eine künstliche Linse eingesetzt. Der Katarakt gilt als typische Alterserkrankung, kann aber schon in früheren Jahren auftreten. Auch Kinder mit Mangelerscheinungen können am Grauen Star erkranken. Ionisierende Strahlung, UV-Strahlen und andere schädliche Umwelteinflüsse, auch Diabetes mellitus werden ebenfalls als mögliche Ursachen genannt. In Studien konnte nachgewiesen werden, dass auch oxidative Prozesse zu Grauem Star führen können.

Wie Beeren helfen
Heilen kann man den Katarakt nur durch eine Operation. Als vorbeugend haben sich im Tierversuch aber Nahrungszusätze aus Blaubeeren und Goji-Beeren erwiesen. Goji-Beeren haben einen hohen Gehalt an Carotinoiden. Vor allem die Carotinoide Lutein und Zeaxanthin können der Entwicklung von Grauem Star entgegenwirken. Die in beiden Beerenarten vorkommenden Antioxidantien schützen die Augen vor UV-Strahlen, die zu oxidativen Prozessen führen können, die wiederum die Star-Bildung begünstigen.

Was Sie tun können

Grauem Star können Sie vorbeugen, indem Sie möglichst viele Beeren essen, ob frisch, getrocknet oder als Präparat aus der Apotheke. Es ist sinnvoll, je nach Jahreszeit während der Saison frische Beeren zu essen und außerhalb der Saison auf tiefgekühlte oder getrocknete Beeren sowie Präparate zurückzugreifen.

Hämorriden

Am Darmausgang, dem Anus, liegen arterio-venöse Schwellkörper. Vergrößerungen oder Verlagerungen dieser Schwellkörper führen zu den sogenannten Hämorridalleiden. Die häufigsten Symptome sind Blutungen und Entzündungen, Druckgefühle und Juckreiz. In schweren Fällen kann eine Operation hilfreich sein.

Wie Beeren helfen

Beeren, besonders die Blätter von Brombeeren, haben eine blutstillende und darüber hinaus eine entzündungshemmende Wirkung.

Was Sie tun können

Versuchen Sie es mit einem Brombeerblätter-Tee (s. S. 103). Auch eine Brombeerblätter-Tinktur (s. S. 96) – sie wird ebenfalls eingenommen – wirkt blutreinigend und hilft bei schlecht heilenden Wunden.

Harnwegsinfektionen

Siehe auch Blasenentzündung Seite 111

Harnwegsinfektionen und Blasenentzündungen *(Zystitis)* äußern sich meistens in häufigem Harndrang. Das Wasserlassen ist von einem brennenden Schmerz begleitet, ohne dass größere Mengen Urin ausgeschieden werden können.

Auch trüber Urin und Blut im Urin können Zeichen einer Harnwegsinfektion sein. Betroffen sind besonders Frauen, weil ihr Harnleiter wesentlich kürzer ist als der des Mannes. Häufige Infektionen von Blase und Harnleiter können die Nieren schädigen.

Nachgewiesen werden kann eine Harnwegsinfektion durch eine Urinuntersuchung. Die Therapie besteht oft im Einnehmen eines antibiotisch wirkenden Medikaments. Auch das Trinken von großen Mengen Flüssigkeit wird empfohlen.

Wie Beeren helfen

Preiselbeer-, Cranberry- und auch Blaubeer-Saft können die Bakterien daran hindern, sich an den Zellwänden der Schleimhäute der Harnwege und der Blase anzulagern. Die Bakterien werden dann mit dem Urin ausgeschwemmt.

Die Wirkung von 240 ml Cranberry-Saft hält im menschlichen Urin ungefähr zehn Stunden lang an.

Was Sie tun können
Eine beginnende, leichte oder mittelschwere Harnwegsinfektion kann in vielen Fällen allein mit Preiselbeer-, Cranberry- oder auch Blaubeer-Saft geheilt werden. Wenn mit Antibiotika behandelt werden muss, können die Beerensäfte den Heilungsprozess unterstützen. In der klinischen Praxis werden Säfte aus Preiselbeeren, Cranberries und Blaubeeren erfolgreich gegen Harnwegsinfekte eingesetzt. Auch Tee aus Preiselbeerblättern hat sich bei Harnwegsinfektionen bewährt. Man sollte mindestens zehn Tassen am Tag davon trinken.

Halsschmerzen/Heiserkeit

Halsschmerzen und Heiserkeit sind meist die ersten Symptome einer Erkältung. Oft handelt es sich dabei um eine virale Infektion.

Wie Beeren helfen
Ein Tee aus Brombeerblättern und/oder Himbeerblättern hat eine adstringierende und entzündungshemmende Wirkung auf die Schleimhäute.

Was Sie tun können
Am besten dreimal täglich 1 Tasse Brombeerblätter-Tee (s. S. 103) und/oder Himbeerblätter-Tee (s. S. 104) langsam trinken. Auch im weiteren Verlauf der Erkältung wirkt der Tee schleimlösend und hilft, den Infekt schneller zu überwinden.

Immunsystem, schwaches

Siehe auch S. 59

Das Immunsystem besteht unter anderem in körpereigenen Barrieren, die das Eindringen von Krankheitserregern verhindern sollen, und bestimmten Zellen, die in Blut und Lymphbahnen eingedrungene Krankheitserreger bekämpfen. Ein funktionierendes Immunsystem kann unterschiedliche Krankheitserreger bekämpfen, einen Krankheitsausbruch verhindern oder eine ausgebrochene Krankheit mildern und schneller überwinden. Das Immunsystem kann von verschiedenen Faktoren geschwächt werden. Von äußeren Einflüssen wie Umweltgiften, von einem Zuviel an Drogen wie Nikotin, Alkohol und manchen Medikamenten und vor allem durch Fehl- und Mangelernährung. Auch oxidative Prozesse im Körper fügen ihm Schaden zu. Das Immunsystem ist auf die Zufuhr von Mineralstoffen und Spurenelementen wie Eisen, Zink und Selen, von Vitaminen und vor allem Antioxidantien in der Nahrung angewiesen.

Wie Beeren helfen

Alle hier genannten Beeren sind geeignet, das Immunsystem zu unterstützen. Besonders aber den antioxidativen Kräften der Goji-Beere wird eine besondere Unterstützung des Immunsystems nachgesagt. Goji-Beeren enthalten viele *Polysaccharide,* Mehrfachzucker, die das Immunsystem regulieren und stimulieren sollen. Goji-Beeren sollen sogar eine Vermehrung der Leukozyten und Fresszellen im Blut ermöglichen und so das Immunsystem in seinem Kampf gegen Krankheitserreger unterstützen.

Was Sie tun können
Essen Sie reichlich frische Beeren unterschiedlicher Arten und getrocknete Goji-Beeren.

Kinderwunsch

Viele gesunde Paare wünschen sich Kinder, aber nicht immer klappt es ohne Weiteres mit einer Schwangerschaft. Die Ursachen können sehr vielfältig sein, gibt es aber keine medizinisch diagnostizierbare Ursache, können Sie es mit einem alten Hausmittel versuchen.

Wie Beeren helfen
Ein uraltes Mittel der Volksheilkunde zur Erfüllung des Kinderwunsches ist Himbeerblätter-Tee (s. S. 104).

Was Sie tun können
Der Himbeerblätter-Tee soll regelmäßig getrunken werden, dann kann er den Zyklus stabilisieren und die Gebärmutterschleimhaut aufbauen.

Kurzsichtigkeit (Myopie)

Siehe auch Augenschwäche (S. 67)
Kurzsichtigkeit ist eine genetisch bedingte Anomalie des Augapfels. Die betroffenen Personen sehen in kurzer Distanz gut und scharf, auf die

Ein altes Hausmittel bei Kinderwunsch ist das regelmäßige Trinken von Himbeerblätter-Tee.

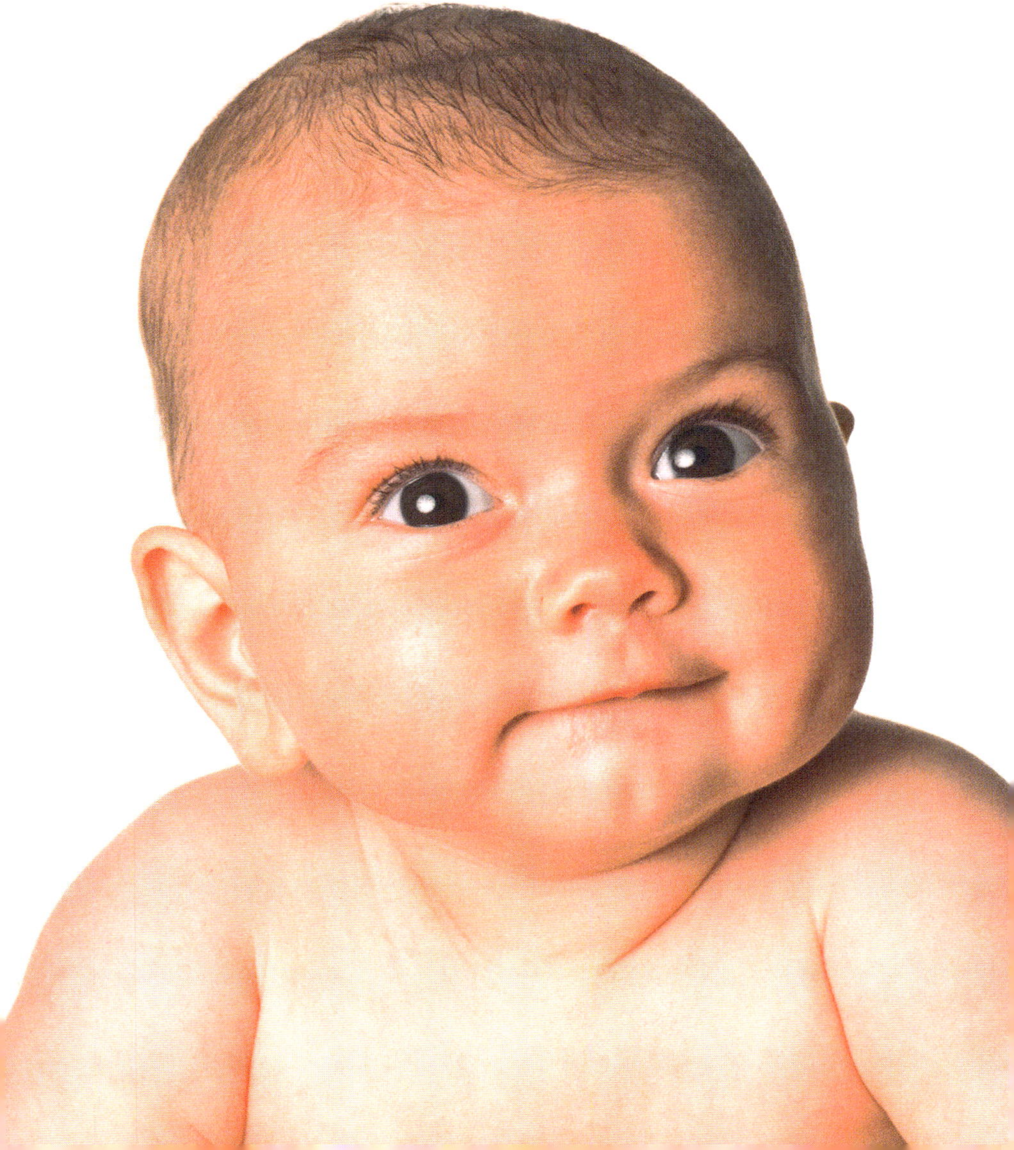

Entfernung aber unscharf, daher der Begriff Kurzsichtigkeit. Kurzsichtigkeit kann operiert werden, zum Beispiel mit Laserstrahlen, sonst gibt es außer Brille, Kontaktlinsen oder Kunstlinsen, wie sie z. B. bei Patienten, die an Grauem Star leiden, eingesetzt werden, keine wirksame Therapie. Ebenso wenig scheint es eine wirksame Vorbeugung (Prophylaxe) zu geben.

Wie Beeren helfen
Beeren können Kurzsichtigkeit natürlich nicht beheben, aber sie können immerhin Begleiterscheinungen, wie besonders die Ermüdung der Augen, mildern.

Was Sie tun können
Um Ihre Sehkraft zu stärken, können Sie ein Blaubeer-Präparat nach Packungsanweisung einnehmen oder täglich frische Blaubeeren essen – ca. 250 g Kulturbeeren oder 100 g wilde Blaubeeren. Auch Goji-Beeren haben einen sehr positiven Einfluss auf die Sehkraft.

Lebenslust, fehlende

Stress im Alltag, Zeitdruck, Sorgen, Arbeitsüberlastung, allgemeine Überforderung und Erschöpfung schränken unsere Lebensfreude oft ganz dramatisch ein. Nervöse Beschwerden, Magenschmerzen, Herz-Kreislauf-Probleme, Ein- und Durchschlafstörungen sind oft die Folgen des ganz normalen Alltags.

Wie Beeren helfen
Hierzu existiert eine interessante klinische Studie aus den USA von 2008. Gesunde Erwachsene bekamen 14 Tage lang täglich einen Saft aus Goji-Beeren. Die Gruppe, die Goji-Beeren-Saft bekommen hatte, zeigte nach 14 Tagen ein höheres Energieniveau, eine bessere körperliche Verfassung, schlief besser und konnte leichter aufwachen. Die Konzentration auf bestimmte Aufgaben war stark verbessert, ebenso die geistige Klarheit, Gelassenheit, das Gefühl von Gesundheit, Zufriedenheit und Glück. Das subjektive Gefühl von allgemeinem Wohlbefinden, neurologische und psychologische Funktionen sowie das Funktionieren des Magen-Darm-Bereichs waren stark verbessert. Die Placebo-Gruppe zeigte lediglich eine Besserung bei Sodbrennen und dem Gefühl von Glück. Diese klinische und methodisch gesicherte Studie legt nahe, dass es sich bei der Goji-Beere tatsächlich – wie oft von weniger sicheren Quellen propagiert – um eine »Glücksbeere« handelt.

Was Sie tun können
Nehmen Sie Goji-Beeren als Saft, frisch oder in getrockneter Form zu sich.

Magenschleimhautentzündung durch Heliobakter pylori

Das Bakterium Heliobakter pylori, das Magenschleimhautentzündungen auslösen kann, ist weitverbreitet. 75 Prozent aller Magengeschwüre sollen auf dieses Bakterium zurückzuführen sein. Wenn es dem Bakterium gelingt, sich in die Magenschleimhaut einzunisten, kann es sich rasch vermehren und zu einer chronischen Magenschleimhautentzündung (Gastritis) führen. Ursache dafür ist wahrscheinlich eine vom Bakterium produzierte Substanz, die in den Stoffwechsel der Magenschleimhaut eingreift und indirekt eine Überproduktion von Magensäure anregt.

Wie Beeren helfen

Cranberry- und Preiselbeer-Saft zeigen bei der Magenschleimhaut eine ähnliche Wirkung wie bei den Schleimhäuten der Blase: Sie verhindern, dass sich Bakterien an die Schleimhaut anbinden und sich einnisten können. In einer klinischen Studie konnte nachgewiesen werden, dass der tägliche Genuss von Cranberry- oder Preiselbeer-Saft eine Infektion mit Heliobakter pylori wirksam verhindern kann.

Was Sie tun können

Trinken Sie so viel Cranberry- oder Preiselbeer-Saft wie möglich. Beide Säfte sind relativ herb, sie können Sie z. B. mit Eiswürfeln oder Mineralwasser verdünnen.

Nachtblindheit

Siehe auch Augenschwäche (S. 67) und Kurzsichtigkeit (S. 130)

In Dämmerung und Dunkelheit sehen viele Menschen schlecht. Für die Augen besonders anstrengend ist der Kontrast von Dunkel zu Hell und umgekehrt, wie er besonders bei nächtlichen Autofahrten vorkommt. Meist kommt eine Ermüdung der Augen dazu. Schlechte visuelle Wahrnehmung kann, vor allem im Straßenverkehr, sehr gefährlich sein.

Wie Beeren helfen
Traditionell sind Blaubeeren dafür berühmt, dass sie die Nachtsichtigkeit verbessern und visueller Ermüdung entgegenwirken. Seit jüngerer Zeit ist bekannt, dass auch Goji-Beeren – wahrscheinlich ihres hohen Gehalts an Carotin und Provitamin A wegen – einen äußerst positiven Einfluss auf die Augen und das Sehen bei Dämmerung und Nacht haben.

Was Sie tun können
Sowohl frische Blaubeeren als auch Goji-Beeren unterstützen die Funktion der Augen. Auch Präparate aus der Apotheke haben in Studien sehr gute Ergebnisse gezeigt. Essen Sie täglich 100 g wilde Blaubeeren oder 250 g Kultur-Blaubeeren.

Schlafstörungen

Viele Menschen leiden unter Einschlaf- und Durchschlafstörungen. Die Belastungen des Alltags, Sorgen, Stress, Ängste und ungelöste Probleme sind die Hauptursachen für schlechten Schlaf.

Wie Beeren helfen
Goji-Beeren haben traditionell den Ruf, Glücksbeeren zu sein. Sie för-

dern die psychische Entspannung und tragen zum allgemeinen Wohlbefinden bei.

Was Sie tun können
Wenn Entspannung irgend möglich ist, können Sie in der Regel besser ein- und durchschlafen. Sie können es mit einem Goji-Beeren-Elixier versuchen. 50 g Rosinen und 30 g getrocknete Goji-Beeren mit zwei Tassen Wasser zu einer dicken Suppe einkochen, bei Bedarf noch Wasser nachgießen. Diese Mischung zehn Tage lang jeden Tag vor dem Schlafengehen trinken.

Schwäche

Schwächezustände können die unterschiedlichsten Ursachen haben, Erschöpfung, Depressionen, Blutarmut, sie können aber auch Folge oder Begleiterscheinung einer Krankheit sein. Eine besonders häufige Ursache ist Mangelernährung.

Wie Beeren helfen
Durch ihren hohen Gehalt an Mineralstoffen und Antioxidantien können Beeren Mangelerscheinungen beheben, den Organismus und seine Widerstandskraft stärken.

Was Sie tun können
Im Allgemeinen sind alle Beeren gute Nahrungsmittel bei Schwächezuständen. Traditionell besonders bewährt hat sich Blaubeer-Saft (s. S. 97).

Sodbrennen

Einige Stunden nach einem reichlichen Essen kann Sodbrennen auftreten, ein brennender Schmerz vom Magen bis hoch zum Rachen. Ursache ist oft ein nicht mehr gut schließender Ringmuskel zwischen Magen und Speiseröhre. Die Säure, die im Magen gute Arbeit bei der Verdauung leistet und dort keine Beschwerden verursacht, führt in der Speiseröhre zu Schmerzen.

Wie Beeren helfen
Besonders den Blättern der Brombeere scheint eine säureneutralisierende Wirkung eigen zu sein. Brombeerblätter sind ein bekanntes Hausmittel bei Sodbrennen.

Was Sie tun können
Traditionell hilft das Kauen getrockneter Brombeerblätter.

Sonnenbrand, s. → Verbrennungen

Triglycerinspiegel, zu hoher

Erhöhte Triglycerinwerte im Blut lassen auf eine Störung des Fettstoffwechsels schließen. Sie sind besonders bei Krankheiten wie Diabetes, Schilddrüsenüberfunktion, Nierenfunktionsstörungen und Übergewicht deutlich erhöht. Folgen eines überhöhten Triglycerinspiegels können Arteriosklerose und Thrombosen sein.

Wie Beeren helfen
Eine klinische Studie aus Costa Rica zeigt, dass besonders Brombeeren, die eine stark antioxidative Wirkung haben, den Triglycerinspiegel bei Versuchspersonen, die eine Woche lang dreimal täglich ein Glas Brombeersaft tranken, um 20 Prozent senken konnten.

Was Sie tun können
Trinken Sie mehrmals am Tag ein Glas Brombeersaft.

Verbrennungen

Verbrennungen, ob durch offenes Feuer, heiße Gegenstände oder durch UV- Strahlung (Sonnenbrand) ausgelöst, können schwere Hautschäden hervorrufen. Bei schweren Verbrennungen müssen Sie unbedingt einen Arzt oder eine Klinik aufsuchen. Bei leichteren Verbrennungen, bei denen die Haut nicht zerstört ist, können Sie es mit einem Hausmittel versuchen. Man kann es auch bei *Wunden* anwenden.

Wie Beeren helfen
Die entzündungshemmenden und kühlenden Eigenschaften der Beeren können bei Verbrennungen Linderung bringen. Traditionell gelten besonders Blaubeeren als hautfreundlich.

Was Sie tun können
Ein Beeren-Mus (s. S. 99), dick auf die verbrannte Hautstelle aufgetragen, bringt Linderung und fördert den Heilungsprozess.

Wunden, s. → Verbrennungen

Zahnfleischentzündungen

Sie sind meist bakteriell bedingt und können, wenn sie nicht aufgehalten werden, weiter zu Schäden am Zahnhalteapparat führen.

Wie Beeren helfen
Das Kauen von Brombeerblättern ist ein uraltes Mittel gegen Zahnfleischentzündungen. Die tanninhaltigen Blätter wirken zusammenziehend und antibakteriell. Ein Tee aus Brombeerblättern, zum Gurgeln verwendet, bringt ebenfalls Linderung. Auch Preiselbeeren und Cranberries enthalten viele Tannine.

Was Sie tun können
Kauen Sie Brombeerblätter. Wenn Sie keine frischen bekommen können, verwenden Sie Brombeerblätter-Tinktur (s. S. 96) oder verdünnten Preiselbeer-Geist (s. S. 98) als Mundspülung. Auch Gurgeln mit Brombeerblätter-Tee (s. S. 103) tut dem Zahnfleisch gut.

Rezepte

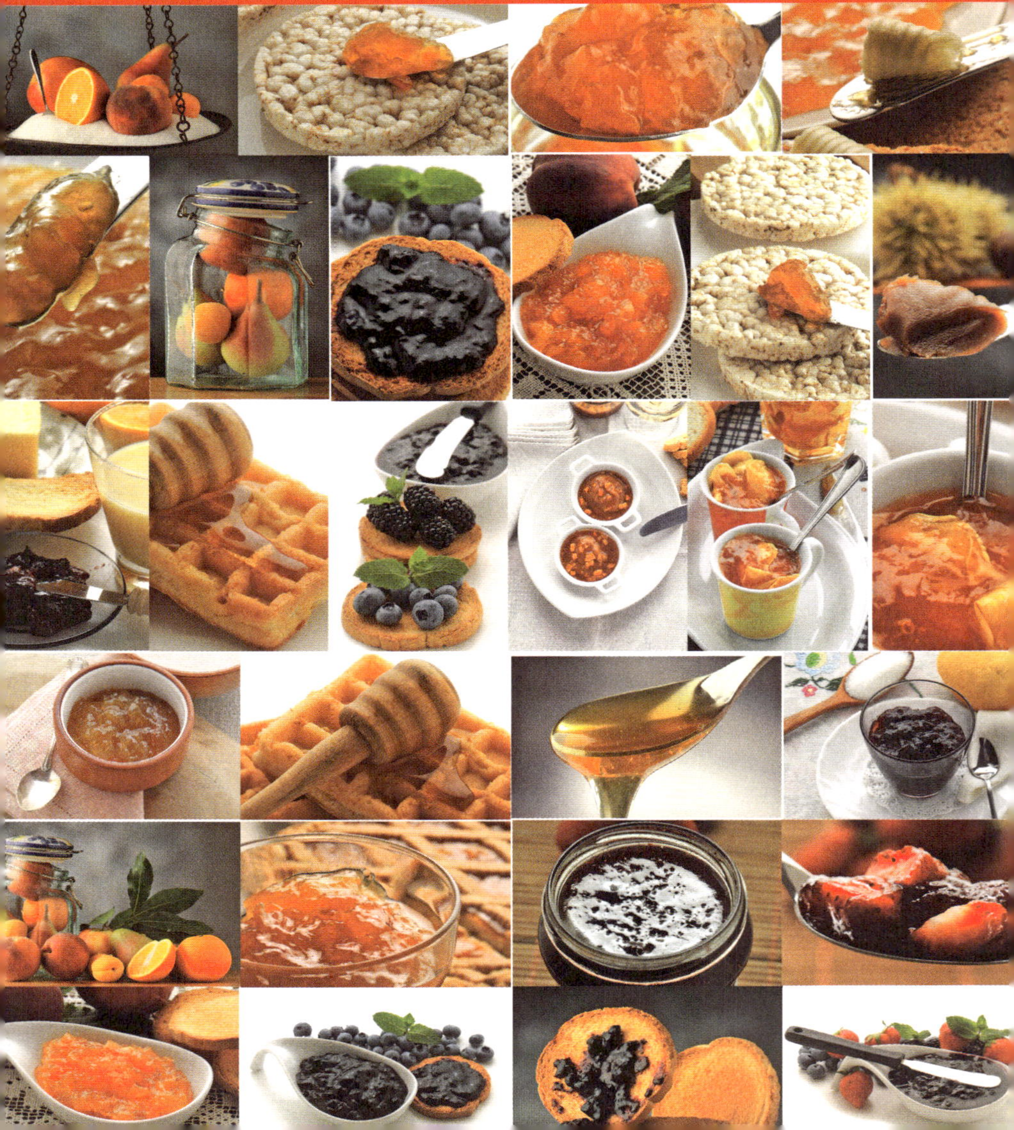

Rezepte mit Beeren

Einführung

Eigentlich schmecken Beeren so, wie sie sind, am allerbesten. Und sie sind dann auch am gesündesten, weil all ihre guten Inhaltsstoffe in der frischen, rohen Beere uneingeschränkt enthalten sind. Aber manchmal will man auch etwas anderes, etwas Neues ausprobieren und mit Beeren kann man wunderbare Gerichte zubereiten. Hier wurde darauf geachtet, Rezepte auszuwählen, bei denen die wertvollen Inhaltsstoffe der Beeren voll und ganz erhalten bleiben. In sehr vielen Rezepten bleiben also die Beeren roh. Dennoch sind auch einige Rezepte dabei, bei denen die Beeren erhitzt werden, denn diese Rezepte sind so raffiniert und ungewöhnlich, dass auch einmal der reine Genuss im Vordergrund stehen kann. Hier finden Sie ganz einfache Gerichte, die schnell zuzubereiten sind, aber auch raffinierte Gerichte, die einiger Vorbereitung bedürfen. Fast in allen Rezepten können Sie frische Beeren mit tiefgefrorenen ersetzen. Bei einigen Rezepten können Sie gefrorene Beeren auch unaufgetaut verwenden.

Einkauf:
Wenn Sie Beeren kaufen, sollten Sie darauf achten, möglichst frische Beeren aus regionalem Anbau zu kaufen. Je kürzer die Wege vom Erzeuger zum Markt, desto frischer die Beeren. Wenn Sie als Bioware ausgezeichnete Beeren finden, sollten Sie diese den auf konventionelle Art angebauten Beeren vorziehen.

Selberpflücken:
Wenn Sie die Möglichkeit haben, Beeren in der Saison selber zu pflücken,

nutzen Sie sie. Sie wählen die Früchte aus, die Ihnen gefallen, sparen Geld und können bei einer größeren Ernte wunderbar Beeren einfrieren.

Lagerung:
Himbeeren und Brombeeren sollten Sie möglichst schnell verbrauchen. Kulturblaubeeren halten sich im Kühlschrank eine Woche und sogar deutlich länger, wilde Blaubeeren verderben schneller. Cranberries und Preiselbeeren halten sich dank ihres natürlichen Gehalts an Benzoesäure im Kühlschrank mehrere Wochen.

Vorratshaltung:
Die beste Art, Beeren zu konservieren, ist Einfrieren, die zweitbeste Trocknen. Zum Einfrieren breiten Sie die Beeren am besten einzeln nebeneinander auf ein Tiefkühltablett. Sind die Beeren einmal gefroren, können sie auch übereinander liegen und in Gefrierbeutel abgefüllt werden. Das Trocknen von Beeren ist bereits auf Seite 95 erwähnt. So wunderbar Marmeladen, Konfitüren und Kompotte auch schmecken, sie bringen meist ein Erhitzen und Kochen der Beeren mit sich, bei dem die meisten der wertvollen Inhaltsstoffe zerstört werden. Wenn Sie aber einmal eine »Beerenschwemme« haben, ist es sinnvoller, eine wohlschmeckende Marmelade zu kochen, als die Beeren verderben zu lassen. Für kalt gerührte Marmeladen sollten Sie möglichst frische Beeren verwenden.
Übrigens: Die Rezepte sind, wenn nicht anders vermerkt, für 4 Personen gedacht.

Viel Spaß beim Kochen und Ausprobieren!

Salate

Beerensalat

Für eine Person

200 g Beeren
1 EL Zitronensaft
1 TL Senf
1 TL Kräuter der Provence
Salz, Pfeffer
2 EL Olivenöl
100 g Salat
125 g Champignons
50 g körniger Frischkäse

Zitronensaft mit 1 EL Wasser, Senf, Kräutern, Salz und Pfeffer verrühren, Öl unterschlagen. Salat mit geschnittenen Pilzen und Beeren vermengen, Vinaigrette dazugeben. Mit Frischkäse garnieren.

Couscous-Salat mit Cranberries oder Goji-Beeren

Für 6 Personen

100 g Pinienkerne
250 g Zuckerschoten
(oder TK-Erbsen)
200 g Instant-Couscous
100 g Cranberries oder
Goji-Beeren, getrocknet
40 g Petersilie, gehackt
2 EL Zitronensaft
3 EL Olivenöl
Salz, Pfeffer

Pinienkerne in einer Pfanne ohne Fett anrösten. Zuckerschoten waschen und eventuell in Streifen schneiden. Mit Instant-Couscous und Cranberries oder Goji-Beeren mischen und mit 350 ml kochendem Wasser übergießen. Etwa 5 Minuten quellen lassen.

Pinienkerne, Petersilie, Zitronensaft, Olivenöl, Salz und Pfeffer unterrühren.

Cranberry-Gemüse-Salat

150 g Zuckerschoten
1–2 Chicorée
2 kleine Zucchini
1 Mango
100 g frische Cranberries
2–3 EL Öl
Saft von 2 Limetten
Salz, grober Pfeffer
etwas Ahornsirup

Zuckerschoten waschen, putzen, in Salzwasser blanchieren und gut abtropfen lassen. Ein paar Chicoréeblätter zur Seite legen, den Rest längs halbieren, in fingerbreite Streifen schneiden. Zucchini waschen und in Scheiben schneiden. Mango schälen, Fruchtfleisch länglich schneiden.
Cranberries mit Öl in einen Topf geben und langsam erhitzen. 2–3 EL Wasser zugeben und 1–2 Minuten leicht köcheln lassen. Cranberries herausheben und mit Mango und dem Gemüse vermischen. Den Cranberry-Sud mit 1–2 EL Öl, dem Limettensaft, Salz, Pfeffer und Ahornsirup zu einem Dressing verrühren und unter den Salat mischen. Mit Chicoréeblättern anrichten.

Feldsalat mit Goji-Beeren

30 g Goji-Beeren, getrocknet
250 g Feldsalat
3 Tomaten
Goji-Essig (ersatzweise Rotweinessig)
Öl
Salz, Pfeffer

Goji-Beeren einweichen. Den gewaschenen Feldsalat mit den geschnittenen Tomaten mischen. Die eingeweichten Goji-Beeren mit Öl und Essig, Salz und Pfeffer zu einer Marinade verrühren. Die Marinade über den Salat geben.

Gemischter Salat mit Blaubeer-Vinaigrette

Für die Blaubeervinaigrette:

125 ml Olivenöl
50 ml Apfelessig
1/8 TL frischer Knoblauch, gehackt
½ TL grüner Pfeffer, fein gehackt
½ TL Zwiebel, fein gehackt
1 TL Zucker
250 g Blaubeeren, frisch oder gefroren

Für den Salat:

ca. 500 g verschiedene Salate wie Romana, Spinat, Eichblattsalat, Lovita, Burgundersalat, Radicchio, Kopfsalat
2 feste Äpfel
50 g frische Blaubeeren

Für die Blaubeervinaigrette alles in einem Mixer pürieren. Durch ein feines Sieb streichen. Bis zum Gebrauch kühl stellen.
Für den Salat die Salatsorten waschen und trocken schleudern. Äpfel entkernen, aber nicht schälen, in dünne Scheiben schneiden und auf den Salat geben. Darüber die frischen Blaubeeren geben. Mit der Blaubeervinaigrette nach Geschmack begießen.

Salat mit Hähnchenbrustfilet und Brombeeren

Für zwei Personen

150 g Hähnchenbrustfilet
1 EL Öl
Salz, Pfeffer
2 EL Weißweinessig
1 TL Honig
Blattsalat, z. B. Kopfsalat, Lovita, Eichblattsalat
½ Salatgurke, in dünne Scheiben geschnitten
2 Lauchzwiebeln, in dünne Ringe geschnitten
100 g Brombeeren

Hähnchenbrust in ½ EL Öl anbraten, salzen und pfeffern. Essig mit restlichem Öl, Salz, Pfeffer und Honig verrühren. Fleisch in Scheiben schneiden. Salat mit Salatgurke, Lauchzwiebeln, Brombeeren und Hähnchen anrichten, mit dem Dressing beträufeln.

Hauptgerichte

Blini mit Brombeeren und Ingwer-Joghurt

Für 12 Stück

Für den Teig:

50 g Buchweizenmehl
120 ml Milch
2 EL Zucker
20 g frische Hefe
3 Eier (Klasse M)
1 Eigelb
1 Prise Salz
170 g Mehl

Für den Ingwer-Joghurt:
20 g frischer Ingwer
2–3 EL Zucker
500 g griechischer Joghurt

Zum Garnieren
250 g Brombeeren
Butterschmalz zum Backen

Buchweizenmehl in eine Schüssel geben. Milch mit dem Zucker erwärmen, die Hefe darin auflösen. Mit Eiern, Eigelb und Salz zum Mehl geben. Mit dem Handrührer zu einem zähflüssigen Teig verarbeiten. Abgedeckt an einem warmen Ort 45 Minuten gehen lassen.
Inzwischen für den Ingwer-Joghurt den Ingwer schälen und fein reiben. Ingwer mit Zucker und Joghurt verrühren, kalt stellen.
Brombeeren verlesen.
Bliniteig durchrühren. Aus dem Teig nacheinander 12 Blini in Butterschmalz backen. 2 EL Teig pro Blini in die Pfanne geben und 1–2 Minuten bei mittlerer Hitze backen, dann wenden und noch eine Minute backen. Auf Küchenkrepp abtropfen lassen.
Blini auf einer Platte anrichten, je 1–2 EL Ingwer-Joghurt auf die Blini geben und darauf die Brombeeren verteilen

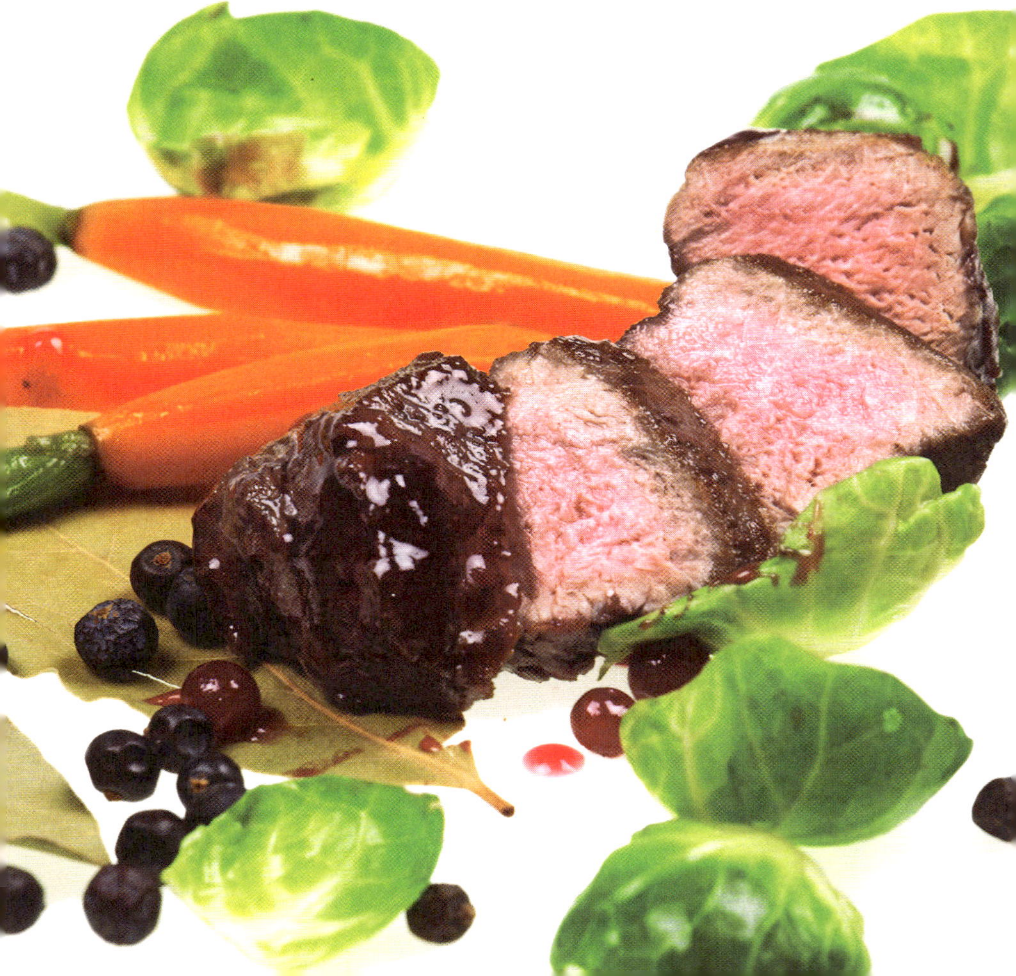

Gebratene Zimtnudeln mit Beeren-Mus

Für 2 Personen

100 g Vollkorn-Bandnudeln
30 g Butter
Zimt und Zucker zum Bestreuen
250 g Beeren (Himbeeren, Brombeeren, Blaubeeren)
Zucker nach Geschmack

Bandnudeln in leicht gesalzenem Wasser bissfest kochen, abgießen und gut abtropfen lassen. Butter in einer weiten Pfanne zergehen lassen. Die Nudeln darin unter ständigem Wenden leicht anbraten.
Für das Beeren-Mus Beeren mit einer Gabel zerdrücken und nach Geschmack süßen.
Die Nudeln mit Zimt und Zucker bestreuen und mit dem Beeren-Mus servieren

Gepfeffertes Hirschfilet mit Blaubeer-Cabernet-Soße

Für die Soße:

½ l Cabernet-Sauvignon
1 TL Zucker
1½ TL gehackte Schalotten
1 Knoblauchzehe, durchgepresst
1 Zweig frischer Thymian
125 g frische oder getrocknete Blaubeeren (Preiselbeeren oder Cranberries)
45 ml eiskalte Butter in kleinen Würfeln
125 g getrocknete Blaubeeren (Preiselbeeren oder Cranberries)
Salz
1½ TL Blaubeeressig oder roter Weinessig

Für die Steaks:

75–125 g gemischte Pfefferkörner (schwarz, weiß, rosa)

800 g Hirsch- oder Rehrückenfilet,

45 ml Pflanzenöl

Für die Soße in eine mittelgroße Pfanne Wein, Zucker, Schalotte, Knoblauch, Thymian und Blaubeeren geben. Auf mittlerer Hitze 15–20 Minuten kochen, bis der Wein um drei Viertel reduziert ist. In eine kleine Pfanne sieben, dabei die Gewürze gut ausdrücken. Soße unter den Siedepunkt erhitzen und die Butter Stück für Stück in die Soße rühren. Getrocknete Blaubeeren zugeben und salzen. Essig und eventuell mehr Zucker zugeben. Warm halten, aber nicht mehr kochen lassen.

Filets zu Steaks schneiden. Pfefferkörner mörsern, bis sie aufgeknackt sind. Die Steaks mit Salz würzen, dann in den Pfeffer drücken. Eine schwere Pfanne stark erhitzen. Öl und gleich auch die Steaks zugeben. Auf jeder Seite 3 Minuten braten, dann sind sie innen noch roh – oder nach Geschmack länger, dann aber die Hitze reduzieren, damit das Fleisch nicht verbrennt.
Auf vorgewärmten Tellern sofort servieren und mit der Soße garnieren. Als Beilage Gemüse der Saison servieren.

Blaubeeren selber trocknen
Beeren auf ein mit Backpapier ausgelegtes Backblech legen und bei 100° C 4 Stunden lang bei leicht geöffneter Ofentür trocknen. Abkühlen lassen und an einem trockenen Ort lagern.

Goji-Beeren-Risotto

1 Zwiebel
50 g Bauchspeck
2 EL Olivenöl
2 EL Butter
300 g Risottoreis
1 l Gemüsebrühe
Salz, Pfeffer
4 Scheiben Speck
250 g Goji-Beeren
Petersilie
100 g Parmesan, frisch gerieben

Die Zwiebel schälen und fein hacken, den Speck in kleine Würfel schneiden. Das Öl und die Butter erhitzen und Zwiebel- und Speckwürfel darin glasig dünsten. Den Reis dazugeben und kurz mitdünsten. Die heiße Brühe nach und nach zum Reis geben. Immer wenn die Flüssigkeit aufgesogen ist, wieder Brühe nachgießen. Rühren nicht vergessen. Mit Salz und Pfeffer würzen. Inzwischen die Speckscheiben kross braten, zur Seite stellen. Kurz vor Ende der Garzeit die Goji-Beeren zugeben. Petersilie fein hacken und unterheben. Zum Schluss den geriebenen Parmesan dazugeben. Anrichten und auf jeden Teller 1 Scheibe Speck legen.

Hühnchenbrüste mit Blaubeersoße

4 Hühnchenbrüste ohne Knochen
30 g Stärkemehl
500 g frische oder gefrorene Blaubeeren
45 g Zucker
125 ml Rotwein
Schale einer Bio-Zitrone

Den Ofen auf 190° C vorheizen. Die Hühnerbrüste in der Pfanne anbraten, bis sie unten braun sind, dann einmal wenden. Im Ofen 5–7

Minuten backen, so dass das Hühnerfleisch innen nicht mehr rosa ist. Stärke in 45 ml Wasser auflösen und mit Blaubeeren und Zucker in eine Pfanne geben. Auf mittlerer Hitze kochen, bis die Beeren zusammenfallen und die Soße andickt.
Zum Servieren etwas von der Blaubeersoße auf jeden Teller geben, die Hühnerbrüste darauflegen und mit der restlichen Soße beträufeln. Mit der Zitronenschale garnieren.
Dazu passt Reis.

Kaiserschmarrn mit roh gerührtem Preiselbeerkompott

Für 2–4 Personen

Für den Teig:

4 Eier
2 Päckchen Bourbon-Vanillezucker
200–300 g Mehl
(je nach Größe der Eier)
150–200 ml Sahne
(je nach Größe der Eier)
Butterschmalz
Puderzucker

Für das Kompott:

600 g frische Preiselbeeren
300 g Gelierzucker 1:1

Eier trennen. Eiweiß steif schlagen.
Eigelb mit Vanillezucker verrühren, so viel Mehl und Sahne dazugeben, dass die Masse eine zähflüssige Konsistenz hat. Eiweiß unterheben.
Butterschmalz in einer Pfanne heiß werden lassen, die Masse in die Pfanne geben, auf beiden Seiten goldbraun backen. Dann mit zwei Gabeln in

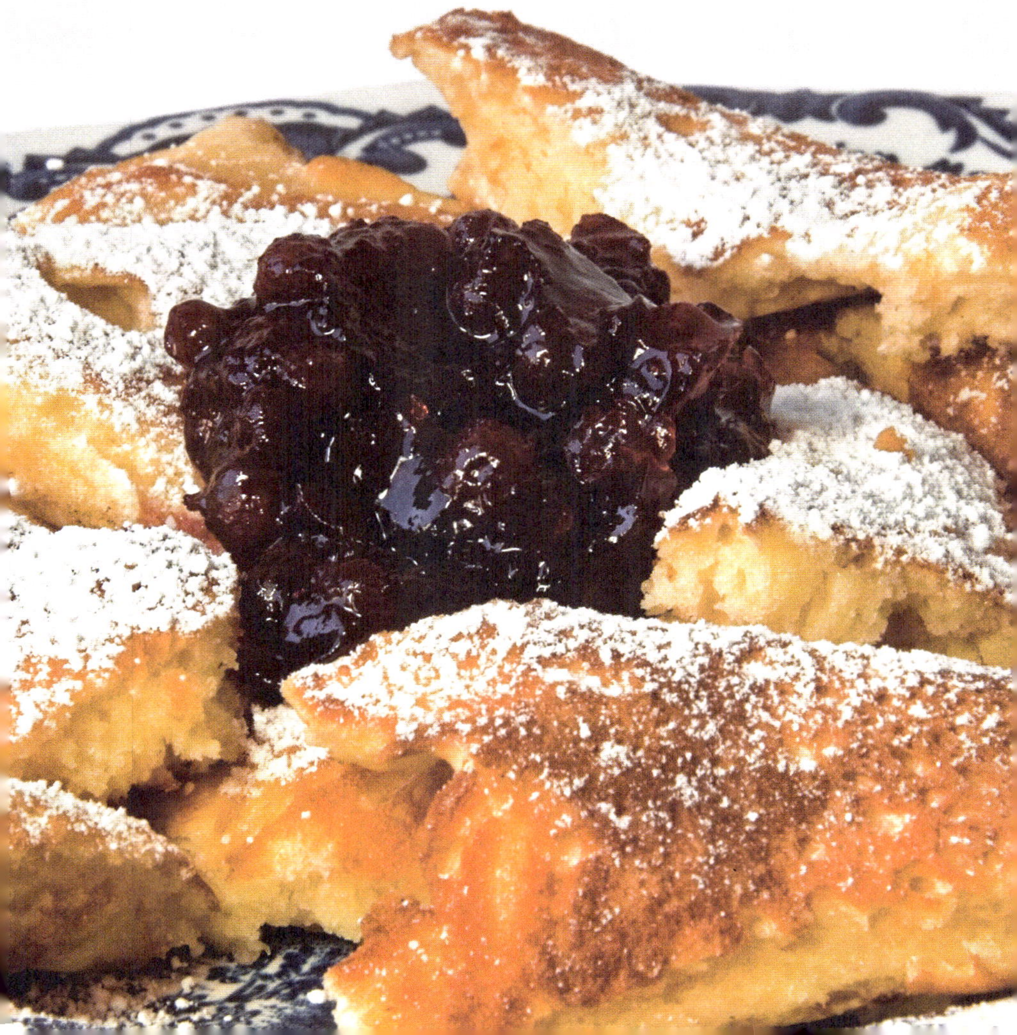

Stücke reißen, mit Puderzucker bestreuen, nochmals wenden, damit der Puderzucker karamellisiert. Diesen Vorgang wiederholen. Auf eine vorgeheizte Platte geben und nochmal mit Puderzucker bestreuen.
Für das Kompott Preiselbeeren kurz unter fließendem Wasser waschen und verlesen. Mit den Quirlen des Handrührers 20–30 Minuten rühren, bis sich der Zucker vollständig gelöst hat und die Masse eine cremige Konsistenz erreicht hat. Zum Kaiserschmarrn servieren.
Man kann das Kompott mit abgeriebener Zitronen- oder Orangenschale (Bioqualität) verfeinern.

Tipp: Als Beilage zu Wild und anderen Fleischgerichten kann man das Kompott pikant mit geriebenem Meerrettich oder Ingwer abschmecken.

Lachs auf Himbeervinaigrette

60 g Himbeeren
50 ml Rotweinessig
½ Knoblauchzehe
1 TL Dijon-Senf
Salz
100 ml Olivenöl
4 Lachsfilets à 180 g
Pfeffer
15 g Zitronenmelisse

Himbeeren in Essig über Nacht marinieren. Knoblauch mit Senf und Salz verrühren, marinierte Himbeeren dazugeben, verrühren. Olivenöl zugießen und verrühren. Lachsfilet mit Salz und Pfeffer würzen, mit etwas Olivenöl bestreichen. Etwa 7 Minuten grillen, dabei einmal wenden, Zitro-

nenmelisse hacken und in die Vinaigrette geben. Vinaigrette auf Teller verteilen und die Lachsfilets darauflegen.
Dazu passen Reis und Blattsalat.

Nudeln mit Brombeersoße

350 g Brombeeren
200 g Sahne
4 Frühlingszwiebeln
1 Chilischote
1 EL Ölivenöl
Salz, Pfeffer
400 g Hörnchennudeln

Brombeeren mit der Sahne pürieren. Zwiebeln und sehr fein gehackte Chilischote in Öl andünsten. Brombeersahne angießen, 5 Minuten köcheln lassen. Salzen und pfeffern. Nudeln kochen und mit der Soße vermischen.

Desserts

Beerengrütze

Für 4–6 Personen

500 g gemischte herbe Beeren (z. B. Preiselbeeren, Cranberries, schwarze Johannisbeeren)
1 Vanilleschote
1 Bio-Zitrone
200 ml Johannisbeersaft, schwarz oder rot oder Cranberry-Saft
125 g Zucker
35 g Speisestärke

Beeren verlesen, waschen und putzen. Die Vanilleschote aufschlitzen und das Mark herauskratzen. Die Zitrone dünn schälen.
Saft mit Zucker, Vanillemark, Vanilleschote, der Zitronenschale und den Beeren zum Kochen bringen.
Die Speisestärke in 5 EL kaltem Wasser auflösen, unter Rühren hinzugießen und das Ganze eine Minute kochen, bis die Grütze klar und gebunden ist.
Die Grütze kalt werden lassen. Vor dem Servieren die Vanilleschote und die Zitronenschalen entfernen.
Die Grütze schmeckt mit halb geschlagener Sahne oder Vanillesoße.

Beerenkaltschale Burgund

180 g Honig
175 ml Rotwein aus dem Burgund
Je 100 g Blaubeeren, Himbeeren, Brombeeren und Erdbeeren
1 Zimtstange
Pfeffer aus der Mühle

Honig im Wasserbad erwärmen. Wein und Zimtstange dazugeben. Pfeffern und 5 Minuten kochen lassen. Über die Früchte gießen. Im Kühlschrank abkühlen lassen.

Beerenkompott, roh gerührt

Für 4–6 Personen

500 g Himbeeren, frisch oder tiefgekühlt
200 g Gelierzucker 2:1
500 g gemischte Beeren (z. B. Blaubeeren, Brombeeren, Erdbeeren), frisch oder tiefgekühlt

Die Himbeeren verlesen oder auftauen lassen und pürieren. Das Püree durch ein feines Sieb streichen. Mit dem Gelierzucker verrühren.
Das Püree entweder in der Küchenmaschine oder mit den Quirlen des Handrührers auf höchster Stufe 20 Minuten schlagen, bis sich der Zucker vollständig gelöst hat.
Inzwischen die restlichen Beeren auftauen oder verlesen, waschen und putzen. Die Erdbeeren klein schneiden. Unter die Himbeersoße mischen und mindestens eine Stunde kalt stellen.
Dieses Dessert kann auch zu Eis oder Panna Cotta serviert werden.

Birchermüsli mit Himbeeren

Für 6 Personen

3 kleine säuerliche Äpfel
500 g Joghurt
150 g feine Haferflocken
100 g gehackte Mandeln
4 EL Honig
2–3 TL Zitronensaft
450 g Himbeeren, frisch oder tiefgekühlt
2 Päckchen Vanillezucker

Äpfel vierteln, entkernen und auf einer Haushaltsreibe fein reiben, Joghurt mit Haferflocken, Mandeln, Honig, Zitronensaft und geriebenen Äpfeln in eine Schüssel geben und verrühren.
Die Hälfte der frischen oder aufgetauten Himbeeren mit Vanillezucker pürieren und durch ein feines Sieb streichen. Restliche Beeren untermischen und zum Müsli servieren.

Blaubeer-Quark mit Pistazienkrokant

5 EL Zucker
30 g geschälte Pistazien
1 EL Öl (für das Backblech)
450 g (TK-) Blaubeeren
500 g Sahnequark
1 Päckchen Vanillezucker

2 EL Zucker in einem Topf bei mittlerer Hitze zu einem hellbraunen Karamell schmelzen. Pistazien grob hacken und zugeben. Ein Backblech mit Öl einpinseln und die Masse daraufstreichen, auskühlen lassen.
300 g Blaubeeren und 1 EL Zucker mit 125 ml Wasser bei milder Hitze 10–15 Minuten leise kochen lassen. Mit dem Schneidstab fein pürieren, kalt stellen.
Quark mit dem restlichen Zucker und Vanillezucker vermischen. Kalt stellen. Zum Servieren Quark und Blaubeerpüree schichtweise in Gläser füllen. Mit restlichen Beeren garnieren und die Gläser kalt stellen. Danach den Pistazienkrokant hacken und über die Blaubeeren streuen.

Brombeerkompott

150 ml Rotwein
125 g Zucker
1 Vanilleschote
1 TL Speisestärke
500 g Brombeeren

Den Rotwein mit dem Zucker und der längs aufgeschlitzten Vanilleschote kochen, bis sich der Zucker aufgelöst hat. Die Speisestärke mit 1 EL Wasser verrühren und den gewürzten Wein damit binden. Die verlesenen Brombeeren in einer Schüssel mit dem Wein vorsichtig vermischen. 2 Stunden ziehen lassen.

Fruchtkompott mit Ingwer

Ergibt 5 Tassen

500 g gemischte Beeren (Blaubeeren, Himbeeren, Brombeeren, frische Cranberries)
2 Tassen frische Ananas in Stücken
1 große Orange, filetiert
1 TL Ingwer in Stücken
1½ TL flüssiger Honig
abgeriebene Schale einer Zitrone
1 TL Limettensaft

Früchte und Ingwer in eine Schüssel geben. Honig, Zitronenschale und Limettensaft vermischen und über das Obst geben. Gekühlt oder bei Zimmertemperatur servieren.
Passt gut zu Eiscreme oder Biscuits.

Orangen-Sahne-Reis mit Blaubeeren

8 große Orangen
20 g frischer Ingwer
1 Vanilleschote
3 EL Zucker
100 ml Weißwein
200 g Risottoreis
2 EL Amaretto (Mandellikör)
1 EL Mandelblättchen
125 g Blaubeeren
200 ml Schlagsahne
4 TL gehackte Pistazien

Von 6 Orangen den Saft auspressen (700–750ml). Restliche Orangen mit einem scharfen Küchenmesser so schälen, dass die weiße Haut vollständig entfernt wird. Orangenfilets zwischen den Trennhäuten herausschneiden, Filets beiseitestellen. Ingwer schälen und in grobe Stücke schneiden. Vanilleschote längs halbieren und das Mark herauskratzen.

Zucker in einem Topf hellbraun karamellisieren. Mit Wein ablöschen und mit Orangensaft auffüllen. Ingwer, Vanilleschote und -mark zugeben und bei mittlerer Hitze kochen lassen. Von der Kochstelle nehmen und 20 Minuten ziehen lassen.

Den Saft durch ein Sieb in einen Topf gießen. Saft kurz aufkochen lassen. Reis zugeben und unter gelegentlichem Rühren bei milder Hitze 25–30 Minuten leise kochen lassen. Amaretto zugeben. Reis eine Stunde kalt stellen.

Mandelblättchen in einer Pfanne ohne Fett goldbraun rösten. Blaubeeren verlesen, waschen und gut abtropfen lassen. Sahne halb steif schlagen und nach und nach mit einem Teigspatel unter den Orangen-Reis heben.

Reis mit Orangenfilets und Blaubeeren belegen und mit Mandelblättchen und Pistazien bestreuen.

Schnelle Blaubeercreme

Für 2 Personen

100 ml Schlagsahne
250 g Quark
50 g Zucker
1 TL Schale von einer Bio-Zitrone
150 g TK-Blaubeeren, noch gefroren

Schlagsahne steif schlagen, Quark mit Zucker und abgeriebener Bio-Zitrone verrühren.

Sahne vorsichtig unterheben, Blaubeeren unterheben. Nach 30 Minuten servieren.

Kuchen

Blaubeer-Quark-Torte

Für den Mürbteig:

120 g Butter
80 g Zucker
1 Eigelb
180 g Mehl
Salz

Für den Belag:

1 kg Quark (40 Prozent)
100 ml Schlagsahne
4 EL Zucker
1 Päckchen Vanillezucker
20 ml Zitronensaft
8 Blatt Gelatine
600 g Blaubeeren

Für den Mürbteig alle Zutaten mit dem Knethaken des Handrührgeräts verrühren, mit den Händen nachkneten und den Teig zu einer Kugel formen. 30 Minuten im Kühlschrank kalt stellen und den Teig dünn ausrollen. Auf den Boden einer Springform legen, mehrmals mit einer Gabel einstechen und 20 Minuten bei 200° C backen. Auskühlen lassen.
Für den Belag Quark, geschlagene Sahne, Zucker, Vanillezucker und Zitronensaft verrühren. Die Gelatine einweichen und tropfnass in einem Topf bei milder Hitze auflösen. In die Quarkmasse geben und mit einem Schneebesen gut vermischen. Die Blaubeeren unterheben.
Die Masse auf den abgekühlten Mürbteig in die Springform füllen. Im Kühlschrank einige Stunden kalt stellen. Mit einem Messer den Rand von der Form lösen und die Springform öffnen.

Claire-Watson-Rolle mit Beeren

5 Eier
100 g Puderzucker
4 EL Kakao
Butter
250 ml Schlagsahne
1 Päckchen Sahnesteif
ca. 250 g Beeren, gemischt oder nur eine Art (Blaubeeren, Himbeeren, Brombeeren)

Eier trennen, Eiweiß sehr steif schlagen.
Eigelb mit Puderzucker gründlich und rasch mit dem Mixer verrühren, Kakao dazugeben, Eischnee unterheben.
Masse auf ein mit einem dick gebutterten Backpapier belegtes Backblech geben.
Bei 180°C (keine Umluft) 15–20 Minuten backen.
Auf ein gezuckertes Geschirrtuch stürzen und längs aufrollen.
Sahne mit Sahnesteif fest schlagen.
Wenn das Biskuit ausgekühlt ist, aufrollen, mit Sahne bestreichen, Beeren auf der Sahne verteilen, Biskuit aufrollen, mit Puderzucker und restlichen Beeren garnieren und sofort servieren.

Mit Beeren lassen sich Kuchen und Törtchen köstlich füllen und verzieren.

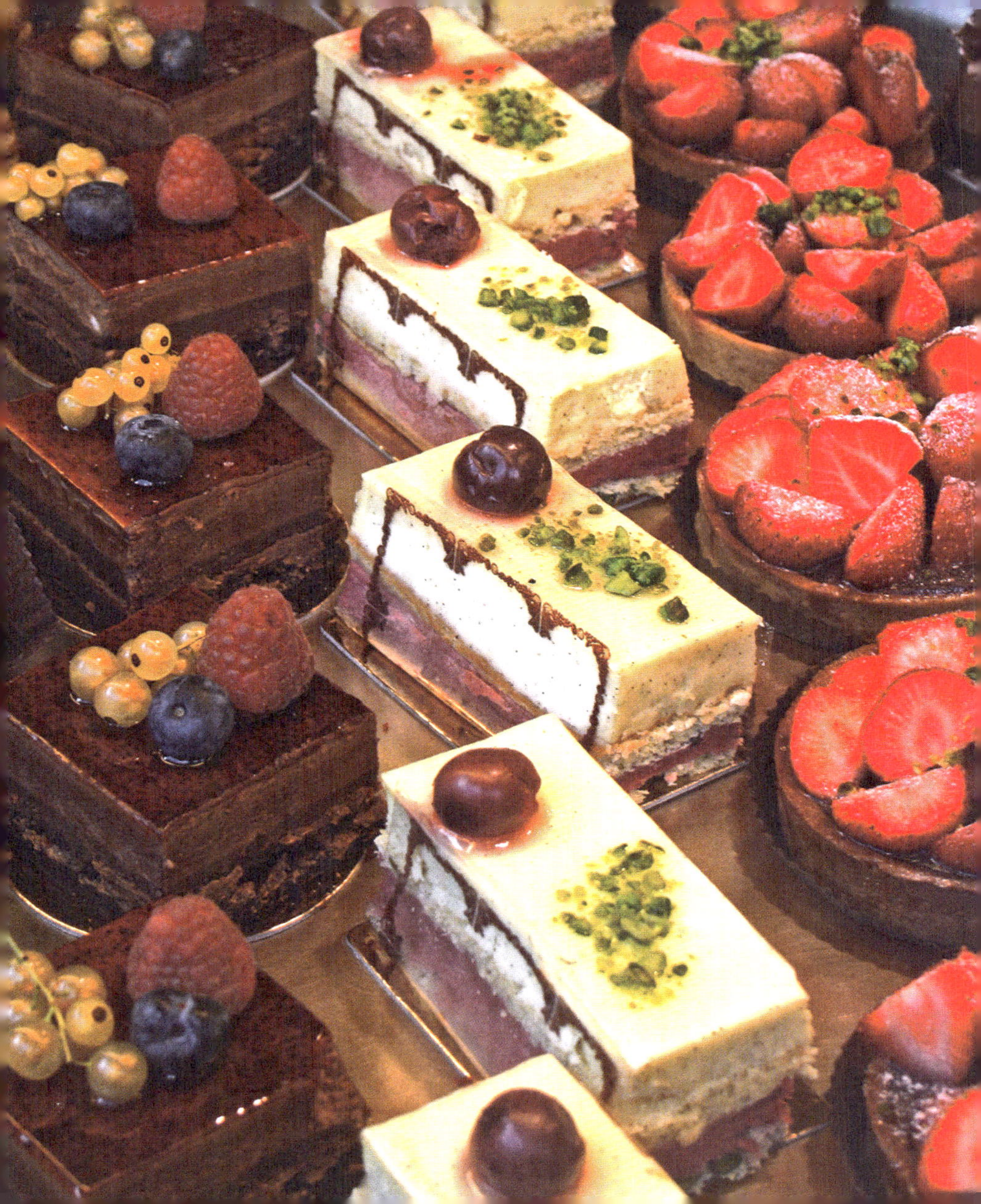

Schneller Beerenkuchen

Für den Biskuitteig:

2 Eier
70 g Zucker
100 g Mehl
1 Päckchen Vanillezucker

Für den Belag:

150 g Aprikosenmarmelade
4–5 EL Aprikosengeist
250 ml Schlagsahne
1 Päckchen Sahnesteif
500 g gemischte Beeren
(z. B. Blaubeeren, Himbeeren,
Brombeeren, Erdbeeren)

Für den Biskuitteig Eier trennen. Eiweiß mit 1 EL Wasser und 1 Prise Salz sehr steif schlagen. Zucker nach und nach einrieseln lassen. Eigelb verquirlen und mit dem Mehl und Vanillezucker vorsichtig unterheben.
Die Masse in eine mit Backpapier ausgelegte Springform gießen. Bei 180–200° C in 15 bis 20 Minuten goldgelb backen.
Für den Belag inzwischen die Aprikosenmarmelade in einem Topf schmelzen lassen, Aprikosengeist dazugeben. Etwas abkühlen lassen und den fertigen Biskuitboden damit tränken.
Schlagsahne mit Sahnesteif steif schlagen, auf den Biskuitboden geben. Beeren üppig darauf verteilen. Mit Puderzucker und Minze oder Zitronenmelisse-Zweiglein garnieren.

Getränke

Blaubeer-Melonen-Smoothie

500 g Honigmelone (in Stücken)
125 g Blaubeeren
250 g fettarmer Naturjoghurt
1 TL brauner Zucker
0,5 g Nelken
1 TL flüssiger Honig
Minze zum Garnieren

Eine Minute im Mixer vermischen. In Gläser gießen, mit Minze garnieren und sofort servieren.

Blaubeer-Sauermilch–Shake

250 g Blaubeeren
3 EL Honig oder Zucker
½ l Sauermilch
evtl. Zitronensaft, Vanillezucker, Rum

Die Blaubeeren mit Honig oder Zucker vermixen, in die Sauermilch einfließen lassen und verrühren. Nach Belieben mit Zitronensaft, Vanillezucker oder Rum abschmecken, in Gläsern servieren.

Brombeershake

Für 2 Personen

125 g Brombeeren
2 EL Zucker
1 EL Zitronensaft
300 ml Milch
3 Kugeln Vanilleeis
4–6 Brombeeren

Brombeeren, Zucker und Zitronensaft in ein hohes Gefäß geben und mit dem Schneidstab fein pürieren.
Milch und Vanilleeis zum Brombeerpüree geben. Mit dem Schneidstab gründlich mixen, in 2 hohe Gläser einfüllen und sofort servieren. Als Dekoration 2–3 Brombeeren auf einen Holzspieß stecken und ins Glas geben.

Cranberry-Punsch

Für 2–3 Gläser à 200 ml

1 Bio-Limette
250 ml Cranberry-Saft
250 ml klarer Apfelsaft
½ Zimtstange
40 g Cranberries, getrocknet
40 g ganze Mandeln, geschält

Die Limette hauchdünn abschälen und auspressen. Den Cranberry- und Apfelsaft, Limettenschale, Limettensaft und Zimtstange in einen Topf geben und aufkochen.
Die Cranberries und Mandeln zugeben. Zugedeckt bei milder Hitze ziehen lassen.
Punsch in vorgewärmte Gläser füllen und sofort servieren

Goji-Smoothie

100 ml Orangensaft
30 g getrocknete Goji-Beeren
Eiswürfel oder gefrorene Früchte
100 g Früchte der Saison, z. B. Blaubeeren, Himbeeren, Brombeeren, Erdbeeren, Melone, Banane

Alles mixen.

Himbeer-Lassi mit Basilikum

Für 2 Personen

8 Stiele Basilikum
250 g Himbeeren
1 EL Zitronensaft
2–3 EL Puderzucker
300 g Joghurt
100 ml Mineralwasser

Die Blätter vom Basilikum abzupfen (einige Blätter beiseitelegen) und grob hacken. Himbeeren (bis auf 4 Beeren) mit Zitronensaft, Puderzucker, Joghurt, Mineralwasser und Basilikum in einem hohen, schmalen Gefäß mit dem Schneidstab pürieren. Lassi auf 2 Gläser verteilen. Restliches Basilikum und Himbeeren auf einen Spieß stecken und die Gläser damit dekorieren.

Himbeerlimo

Für 4–6 Gläser

2 Bio-Zitronen
6 EL Holunderblütensirup
300 g (TK-) Himbeeren
1 l Mineralwasser
Eiswürfel

1 Zitrone in Scheiben schneiden, 1 Zitrone auspressen. Den Zitronensaft mit dem Holunderblütensirup verrühren.
Die Himbeeren mit den Zitronenscheiben in eine große Karaffe geben. Zitronen-Holunderblüten-Marinade darübergießen und mit dem gekühlten Mineralwasser (Kohlensäure) auffüllen. Eiswürfel zugeben und umrühren.

Die Autorin

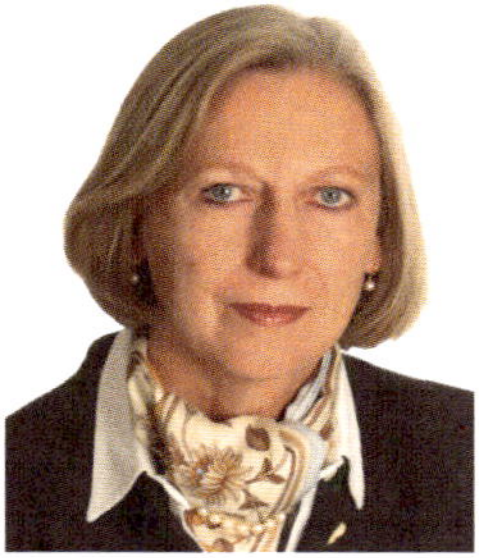

Margarete Dreßler, Jahrgang 1950, studierte in München Kommunikationswissenschaften und Psychologie. Sie lebt heute als freie Autorin in Bayern. Eines ihrer Spezialgebiete ist Gesundheit und Ernährung.

Bildquellen

S. 2 © Creativstudio – www.mev.de
S. 31 shutterstock/kletr
S. 74 www.ccvision.de
S. 106 © Pierre Bourrier/Photo Alto
S. 131 www.ccvision.de
Alle folgenden Fotos von www.fotolia.com:
S. 13 © LianeM, S. 20 © newa, S. 38 © Jeanette Dietl,
S. 49 © volff, S. 56 © Karin Jähne, S. 65 © Tommy, S. 83 © Cogipix,
S. 93 © Volker Z., S. 101 © Klaus-Peter Adler, S. 117 © Joerg Mikus,
S. 123 © Barbara Pheby, S. 140 © Comugnero Silvana,
S. 150 © Lucky Dragon, S. 155 © Christa Eder, S. 165 © rnl

Ausgewählte Literatur

Amagase H, Nance DM, J (2008) A randomized, double-blind, placebo-controlled, clinical study of the general effects of an standardized Lycium barbarum (Goji) Juice. Altern. Med; 14(4):403-12

Bell DR et al (2006) Direct vasoactive and vasoprotective properties of anthocyanin-rich extracts. J. Appl Physiol; 100 (4):1164-70

Bickford et al (2000) Antioxidant-rich diets improve cerebellar physiology and motor learning in aged rats. Brain Research; 866 (1-2):211-7

Bomser, J et al In Vitro Anticancer Activity of Fruit Extracts from Vaccinium Species. Planta Med; 62(3): 212-6

Cao GW, Yang GW, Du P (1994) Observation of the effects of LAK/IL-2 therapy combining with Lycium barbarum polysaccharides in the treatment of 75 cancer patients, Zhonghua Zhong Liu Za Zhi; 16 (6):428-31

Contestabile et al (1991) Prolonged treatment of high dosage of Vaccinium myrtillus anthocyanosides: electrophysical response in myopic patients. Metanalysis HBC

Detre Z et al (1986) Studies on vascular permeability in hypertension: action of anthocyanosides. Clin Physiol Biochem; 4 (2): 143-9

Drapeau et al (2003) Spatial memory performances of aged rats in the water maze predict levels of hippocampus neurogenesis. Epub; 110 (24): 14385-90

García-Alonso M et al (2004) Antioxidant and cellular activities of anthocyanins and their corresponding visitins A – studies in platelets, monocytes, and human endothelial cells. J Agric Food Chem; 52(11): 3378-84

Hemgesberg H (1999) Natürlich gesund mit der Heidelbeere. Augsburg

Howell AB (2005) Cranberry and the Maintenance of Urinary Tract Health. Berry Health Symposium. Oregon

Jayle et al (1964) Study concerning the action of athocyanina taken from Vaccinium myrtillus on night vision. Metanalysis HBC; 198 (6): 556-84

Joseph et al (2000) Oxidative stress protection and vulnerability in aging. Mech. Ageing Develop; 116 (2-3): 141-53

Joseph et al (2005) The Beneficial Effects of Berryfruit on Neuronal Communication

and Behavior in Aging. Nutrition Research Center on Aging. Tufts University Boston
Joseph et al (2003) Blueberry supplementation enhances signaling and prevents behavioral deficits in an Alzheimer disease model. Nutr. Neuro Science; 6(3): 153-62
Kalt W et al (2008) Effect of blueberry feeding on plasma lipids in pigs. Br. J Nutr 100(1) 70-8
Kalt W et al (2001) Interspecific Variation in Anthocynanins, Phenolics and Antioxidant Capacity among Genotypes of Highbush and Lowbush Blueberries. J. Agric Food Chem; 49 (10): 4701-7
Kneipert Konrad (1981) Beerenobst. Stuttgart
Kolosowa et al(2003) Prematurely aging OXYS rats as an animal model of senile cataract in human. Adv. Gerontol; 12: 143-8
Matsumoto et al (2003) Stimulatory effect of cyanidin 3-glucosides on the regeneration of rhodopsin. J. Agric Food Chem; 51 (12): 3560-3
Meyer ME (2006) Cranberry Powerfrucht. Aitrang
Perrossini et al Diabetic and hypertensive retinopathy therapy with Vaccinium myrtillus anthocyanosides (Tegens): Double blind placebo controlled clinical trial. Metanalysis HBC
Repossi et al (1987) The rule of anthocyanosides on vascular permeability in diabetic retinopathy. Metanalysis HBC
Reutter P und Rolf (2003) Odenwälder Heidelbeeren. Zur Natur- und Kulturgeschichte eines Strauchs. Heppenheim
Schneider E (1955) Nutze die Heilkraft unserer Nahrung. Hamburg
Spadea et al (1991) High dosage anthocyanosides: electrofunctional data in emmetropic low myopic and elevated myopic subjects. Metanalysis HBC
Shukitt-Hale et al (2000) Evidence that fruits and vegetables can improve moving and thinking in aging. Annual Report of the Oregon Horticultural Society. Portland
Sweeney MI et al (2002) Feeding Rats Diets Enriched in Lowbush Blueberries for Six Weeks Decreases Ischemia-induced Brain Damage. Nutritional Neuro Science; 5 (6): 427-31
Trehane J (2004) Blueberries, Cranberries and other Vacciniums. Portland, Cambridge
Zhao C et al (2004) Effects of commercial anthocyanin-rich extracts on colonic cancer and nontumoric cell growth. J. Agric Food Chem; 52 (20): 6122-8

Adressen

Beeren-Produkte können Sie bei allen folgenden Anbietern beziehen:

Konfitee Naturkost
Bahnhofstraße 12
29690 Schwarmstedt
Tel.: +49(0)5071-9668234
www.konfitee.de
www.goji-plantage.de
www.cranberry-produkte.de

Frische Beeren und Beerenprodukte direkt vom Erzeuger finden Sie hier:

Bickbeernhof Herse
Brokeloher Hauptstraße 37
31628 Landesbergen
Tel.: +49(0)5027-1566
www.bickbeernhof.de

Heidelbeerhof Fölster
Am Wallberg 1
24616 Willenscharen
Tel.: +49(0)4324-881920
www.heidelbeerhof-foelster.de

Obsthof Wassermann
Obstbaubetrieb und Baumschule
Blaubeerweg 1
31535 Neustadt
Tel.: +49(0)5032-4034
www.obsthof-wassermann.de

Husmanns Obstgärten
Sulinger Straße 13
27246 Borstel
Tel.: +49(0)4276-315
www.husmanns-obstgaerten.de

Heidelbeerplantage Wassermann
Vosshaar 28
48291 Telgte
Tel.: +49(0)2532-9560190
www.wassermann-heidelbeeren.de

Beerensäfte der Firma Eden sind in Reformhäusern und Apotheken erhältlich:

EDEN Reform GmbH
Alpenstraße 15
87751 Heimertingen
Tel.: +49(0)4139-699432
www.eden.de

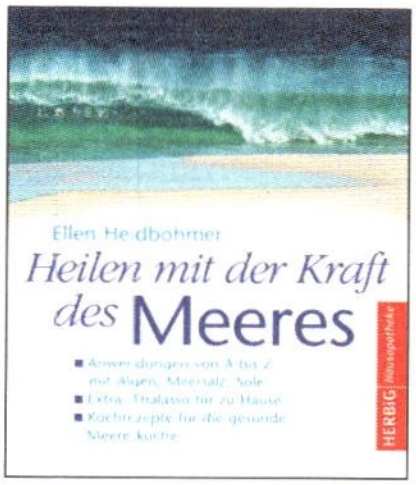

192 S., ISBN 978-3-7766-2602-5

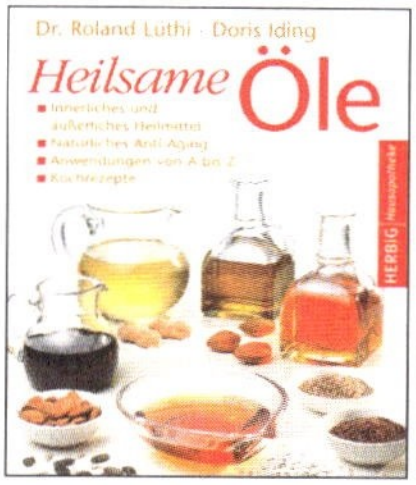

176 S., ISBN 978-3-7766-2585-1

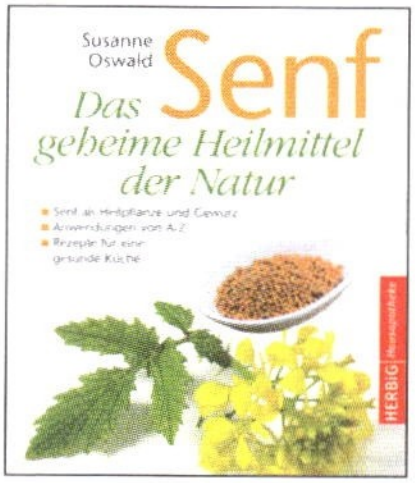

176 S., ISBN 978-3-7766-2623-0

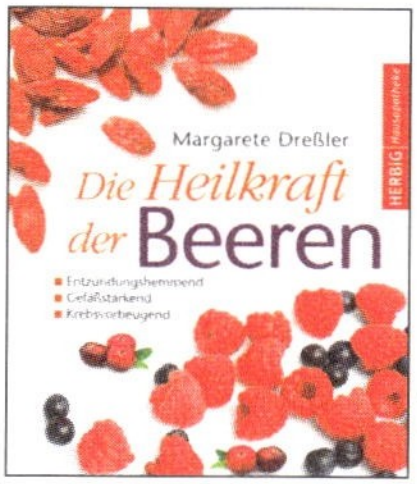

176 Seiten, ISBN 978-3-7766-2675-9

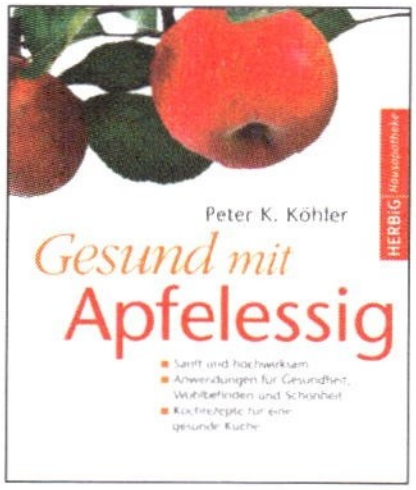

176 S., ISBN 978-3-7766-2638-4

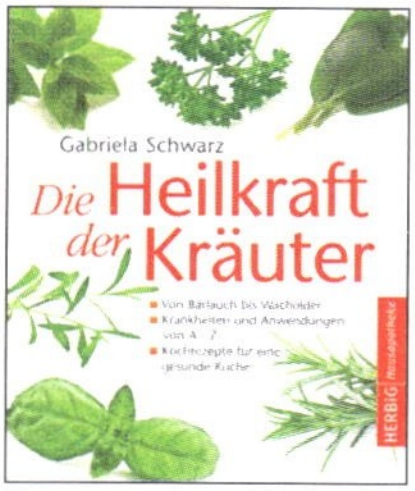

176 S., ISBN 978-3-7766-2637-7

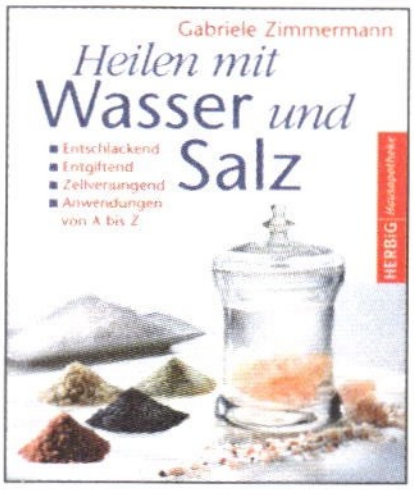

176 S., ISBN 978-3-7766-2570-7

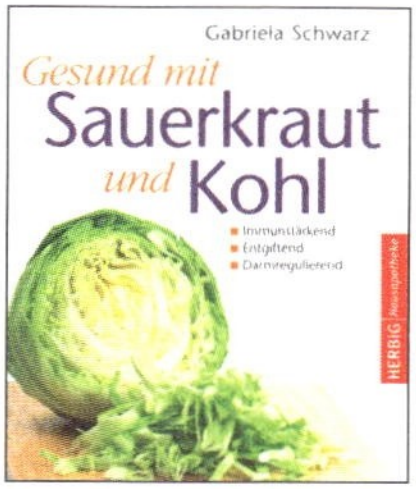

176 Seiten, ISBN 978-3-7766-2676-6

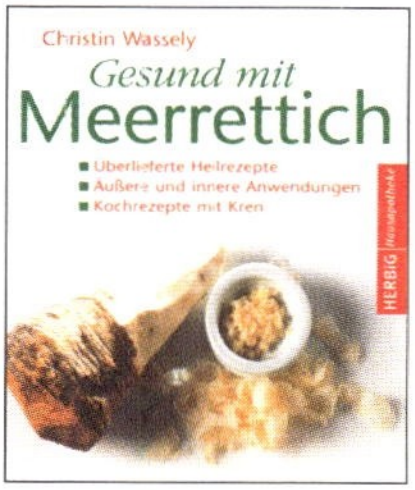

176 S., ISBN 978-3-7766-2547-9

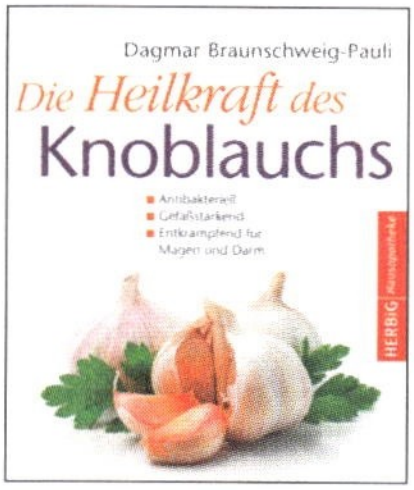

176 S., ISBN 978-3-7766-2642-1

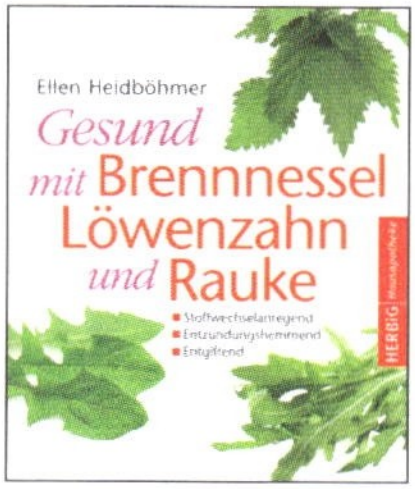

176 S., ISBN 978-3-7766-2664-3

HERBiG Hausapotheke

Kompetente Hilfe aus der sanften Medizin

Informationen zu allen Herbig Hausapotheke-Ratgebern unter www.herbig-verlag.de